Stefan Loß

Auf Herz und Nieren

Als das Leben mit mir Achterbahn fuhr

BRUNNEN
Verlag GmbH · Giessen

Stefan Loß, Jahrgang 1962, Redakteur, Autor, Coach und Moderator. Verheiratet mit Sabine. Drei erwachsene Kinder. Hat in Heidelberg Politik, Geschichte und Philosophie studiert. Arbeitet als Ausbildungsleiter und Moderator für ERF Medien. Der Autor steht für Lesungen, Vorträge, Predigten und Coachings zu Interviewführung und Gottesdienstmoderation zur Verfügung. Weitere Infos und Anfragen: www.StefanLoss.de
Auf der Webseite finden Sie auch ergänzendes Material zum Buch und manches mehr.

MIX
Papier aus verantwortungsvollen Quellen
FSC® C014496
www.fsc.org

Lektorat: Petra Hahn-Lütjen
Umschlagfoto: Inara Janzen
Umschlaggestaltung: Jonathan Maul
Satz: DTP Brunnen
Herstellung: GGP-Media, Pößneck
ISBN Buch: 978-3-7655-0744-1
ISBN E-book: 978-3-7655-7557-0
www.brunnen-verlag.de

Inhalt

Stimmen zum Buch

Krankheit gehört zum Leben. Sie fragt nicht nach „gut oder böse", „fromm oder atheistisch", „klug oder dumm". Wenn sie da ist, ist sie da – und wir Menschlein müssen damit leben, umgehen, überleben.

Ich kenne Stefan Loß schon viele Jahre, fast ein Leben lang. Mich fasziniert, wenn Menschen eine ehrliche und hoffnungsvolle Sprache finden für ihren ganz eigenen Umgang mit ihrem Schicksal. Das gelingt Stefan – mit Ernst, Ehrlichkeit und einer guten Prise Humor. Was er schreibt, hilft mir. In meinem Umgang mit Krankheit und den Achterbahnfahrten des Lebens. Und Ihnen hilft es bestimmt auch.

Dr. Michael Diener,
Präses Evangelischer Gnadauer Gemeinschaftsverband

Stefan Loß ist ein Gott-Sucher. Er hält bevorzugt da seine Sinne durchlässig, wo das Leben sich im Bunten, Sanften und Wohltönenden entfaltet, wie wohl die meisten von uns. Dass der Gott, an den er glaubt, auch im Grauen zu finden sein könnte, wusste er längst, nur erfahren hatte er es noch nicht.

Von dieser Erfahrung erzählt seine Chronik zahlloser Einbrüche des Unfassbaren und vieler kleiner Aufbrüche zu einer neuen Wahrnehmung des Schöpfers, Bewahrers und Retters allen Lebens.

Da fügt es sich gut, dass die harte Gnade einen wortmächtigen Journalisten mitriss, in dessen Grundausstattung ein wenig britischer Humor und viel literarische Kenntnis verbaut sind, auch die Kenntnis biblischer Verse, die hier einen aktuellen Kontext bekommen.

„Auf Herz und Nieren“ hat das Zeug, denen gefühlvoll ans Herz zu gehen, die selbst Irrsal und Wirrsal erleiden, und denen ganz nüchtern an die Nieren, die am „lieben Gott“ nur sanfte Züge erkennen wollen.

Uwe Schulz, Moderator, WDR

Seit 30 Jahren kenne ich Stefan Loß als Journalistenkollegen und Freund. Ich war geschockt, als ich von seiner schweren Krankheit gehört habe. Über seinen Blog konnte ich mit ihm und der ganzen Familie und Freunden hoffen, beten, weinen und mich natürlich auch mitfreuen. Beim Lesen des Buches hat mich **beeindruckt, wie ihn die schweren Zeiten verändert haben:** Statt bitter zu werden, ist er dankbarer geworden als je zuvor! Er geht mit seinem Glauben an Gott viel offener um. Er verschweigt seine Ängste und Sorgen nicht. Gerade das macht ihn so **authentisch und glaubwürdig**! Ein Buch, das Hoffnung darauf macht, dass der Glaube an Gott auch in schweren Zeiten trägt.

Sabine Langenbach, Autorin, Referentin für Lebensfragen, Radio-, TV- und Eventmoderatorin

Ein starkes Buch! Eins, das Klartext spricht, das Fakten wie Gefühle benennt und mich so mitnimmt auf die Achterbahnfahrt, die Stefan Loß nach der Diagnose unfreiwillig durchstehen muss: „Zystennieren“. Unheilbar. Sein Leben wird komplett auf den Kopf gestellt, und er beschreibt genau das.

„Manches mag respektlos klingen, aber in Grenzsituationen will man keine netten Worte finden“, erklärt er. Diese Ehrlichkeit und Offenheit machen das Buch so wertvoll.

Heute lebt Stefan mit der Niere seiner Frau weiter. Er ist ein anderer Mensch geworden. Ein dankbarer, tiefgründender, noch intensiver Glaubender. Sein „Zwischenergebnis“ ist verblüffend: „Ja, ich bin Gott dankbar. Vielleicht nicht direkt für die Krankheit. Aber ich bin Gott dankbar für vieles, was ich in der akuten Zeit der Krankheit erleben und erfahren durfte.“

Stefans Erfahrungen, seine selbst durchlebte, selbst durchlittene, sehr reflektierte Geschichte ist authentisch, wahr und Mut machend. Beim Lesen nehme ich ihm jedes Wort ab – er hat ein Buch für Kranke, Gesunde und alle anderen „Achterbahnfahrer“ geschrieben.

Christoph Zehendner, Journalist, Liedermacher, Theologe

Kapitel 1

„Bitte anschnallen!"

Wie mein Leben zur Achterbahnfahrt wurde

„Habe dein Schicksal lieb,
es ist der Weg Gottes mit deiner Seele."

FJODOR MICHAILOWITSCH DOSTOJEWSKI

Es war damals die höchste Achterbahn Europas. Das wusste ich, aber mein Sohn wollte unbedingt damit fahren. Und weil Christian erst zehn war, musste Papa mit. Wir stellten uns geduldig an, dann waren wir an der Reihe. Wir zwängten uns in die Sitze. Die Bügel wurden runtergeklappt und ich war fest im Wagen verkeilt. Zumindest meine Oberschenkel. Die Wagen setzten sich in Bewegung. Ratternd ging es in die Höhe. Immer weiter und weiter. Langsam wurde mir mulmig. Dann hatten wir den Gipfel erreicht und gleich darauf ging es fast senkrecht nach unten. Ich war mir sicher: Da waren keine Schienen vor uns, da war nur eine große Leere und in wenigen Sekunden würden wird dort unten krachend auf dem Boden aufschlagen und das war's. Aber kurz vor dem tödlichen Aufprall änderte der Wagen seine Richtung, legte sich in die Kurve und schoss direkt auf den nächsten Gipfel zu. Ganz kurz war ich erleichtert, dass ich den Sturz ins Bodenlose überlebt hatte. Dann sah ich den nächsten Gipfel der Achterbahn. Und mir war klar: Wenn wir mit dieser Geschwindigkeit über die nächste Spitze fahren, hebt es mich einfach aus dem Sitz und ich verschwinde irgendwo im All. Ich war mir sicher.

Der Bügel an meinen Beinen hat auch dieser Belastung standgehalten und es hat mich nicht aus dem Sitz katapultiert. Langsam wurde die Fahrt etwas gemütlicher und ein Ende war absehbar. Als wir kurz vor dem Ziel langsam ausrollten, war ich überzeugt: Das war meine letzte Fahrt in einer Achterbahn. Man soll sein Schicksal nicht unnötig herausfordern. Christian war begeistert. Ich war nur froh, dass ich aussteigen konnte und dass er vor lauter Begeisterung meine zitternden Knie nicht bemerkte.

In einem Vergnügungspark kann man sich aussuchen, welche Attraktionen man ausprobieren will. Da gibt es auch durchaus entspanntere Möglichkeiten als eine halsbrecherische Achterbahnfahrt. Aber im wahren Leben ist die freie Auswahl begrenzt. Gerade wenn man sich so richtig wohl und sicher fühlt, kann es passieren, dass man sich auf einmal auf der Achterbahn des Lebens wiederfindet. Manchmal reicht ein Anruf, um das Leben aus dem Gleichgewicht zu bringen. Eine kleine Unachtsamkeit beim Autofahren oder eine überraschende Diagnose nach einer Routineuntersuchung.

Die Diagnose

Seit dem Sommer 2008 weiß ich, dass ich Zystennieren habe. Der Arzt informierte mich darüber, dass es wahrscheinlich noch acht bis zehn Jahre dauern würde – bis zum Nierenversagen. Terminale Niereninsuffizienz nennt man das im Fachjargon.

Danach müsste ich dann an die Dialyse, und wenn ich Glück hätte, käme für mich eine Transplantation infrage.

An diesem Tag begann meine persönliche Fahrt auf der Achterbahn des Lebens. Niemand hatte mich gefragt, ich bin nicht freiwillig eingestiegen und ich hatte auch kaum eine Ahnung davon, was auf mich zukommen sollte. Das kam erst Stück für Stück, als ich begann, mich über „meine" Krankheit zu informieren: Bei ADPKD wachsen Zysten im Nierengewebe, die das gesunde Gewebe verdrängen. Die Zystennieren können mehrere Kilogramm schwer werden und entsprechend groß, was zu erheblichen Belastungen und Schmerzen führen kann. Eine Heilung gibt es nicht.[1]

Im Sommer 2008 hatte ich noch nicht viel Ahnung – und die Zystennieren schränkten mein Leben auch noch nicht ein. Deshalb habe ich das Ganze für die nächsten Jahre erst einmal – so gut es ging – verdrängt. Dennoch war mir klar, dass diese Krankheit einen wesentlichen Einfluss auf meine Zukunft haben würde. Einschränkungen durch die Dialyse, vielleicht eine Transplantation und auf jeden Fall eine geringere Lebenserwartung.

Ich hatte Angst vor dem, was auf mich zukommen würde. Ich war wütend, weil ich das Gefühl hatte, der Krankheit ausgeliefert zu sein: Da brach etwas über mein Leben herein, das ich nicht beeinflussen konnte.

Ich traute mich kaum zu hoffen, dass es für mich irgendwann noch einmal ein unbeschwertes Leben würde geben können. Aber gleichzeitig erinnerte ich mich auch an die vielen Lebensgeschichten von Menschen, die Ähnliches erlebt hatten. Ihr Glaube hatte ihnen Hoffnung gegeben, und auch in schweren Situationen hatten sie eine neue Lebensperspektive bekommen. Jetzt war ich an der Reihe. Und die Frage nach dem, was im Leben hält, galt nicht einem Interviewgast vor der Kamera, sondern dieses Mal galt sie mir selbst: „Stefan, gibt dir dein Glaube an Gott Halt, wenn es dir den Boden unter den Füßen wegzieht?“

So kurz nach der Diagnose hatte ich noch keine ehrliche Antwort auf diese Frage. Aber nach all den Interviews, die ich geführt hatte, hatte ich die Hoffnung, dass es auch bei mir „funktionieren“ würde. Die Hoffnung, dass ich nicht allein durch diese schwere Zeit würde gehen müssen.

Was für eine Geschichte!

Als Redakteur und Autor liebe ich es, wahre Geschichten zu erzählen. Lebensgeschichten von Menschen, die durch herausfordernde Zeiten in ihrem Leben gegangen sind und die dabei erfahren haben, dass Gott ihnen gerade in diesen Zeiten besonders nahe war. Ich habe mit Menschen gesprochen, die schwere Schuld auf sich geladen haben, mit Menschen, die schlimme Krankheiten überstanden haben, deren Leben von Missbrauch und Drogen gezeichnet war. Geschichten von Leid, Schmerz, Hoffnung und Liebe. Es waren aber auch Geschichten von einem guten Gott, der dem Leben Halt gibt, wenn es einem den Boden unter den Füßen wegzieht. Mir war es immer schon wichtig, solche Geschichten zu erzählen. Erstens, weil ich davon überzeugt bin, dass sie anderen Menschen Mut, Hoffnung und vielleicht sogar Glauben schenken können. Und zweitens, weil diese Geschichten mir selbst geholfen haben, an Gott zu glauben.

Während ich dieses Buch schreibe, lebe ich schon seit fast drei Jahren mit einer Niere meiner Frau. Ich habe etwas Abstand zu dieser herausfordernden Zeit bekommen. Nierenversagen, die Zeit an der Dialyse, die Krankenhausaufenthalte und die Transplantation liegen schon einige Jahre zurück. Und ich merke, dass das auch gut so ist. Einiges habe ich verdrängt, vieles klingt im Rückblick nicht mehr so dramatisch, wie es tatsächlich war. Manches treibt mir heute noch die Tränen in die Augen – vor allem vor Dankbarkeit, dass Gott mich immer wieder fest an die Hand genommen hat, wenn ich es dringend brauchte.

Ich habe damals einen Blog geschrieben, über den ich enge Freunde auf dem Laufenden gehalten habe. Außerdem gibt es Mails, Notizen und Fotos, die mir geholfen haben, mich beim Schreiben dieses Buches wieder in diese Zeit hineinzudenken, auch wenn mir das nicht immer leichtgefallen ist.

Einzelne Zitate aus dem Blog, aus WhatsApp-Nachrichten und aus Mails lasse ich in das Buch einfließen. Mir ist es wichtig, an entscheidenden Stellen möglichst authentisch nachzuzeichnen, wie mein direktes Erleben war. Ungefiltert und unreflektiert.

Manches mag respektlos klingen, aber in Grenzsituationen will man keine netten Worte finden. Da denkt man nicht über komplizierte Sätze nach, sondern sagt frei raus, was einem auf dem Herzen liegt. Übrigens: Nichts anderes ist Gebet, wenn man es richtig versteht. Ich bin davon überzeugt: Ein Glaube, der mit Leib und Seele gelebt wird – sozusagen mit Blut, Schweiß und Tränen, der lässt sich kaum in schöne, saubere und glatte Worte fassen.

Und schließlich ist dieses Buch nicht nur für Menschen geschrieben, die mit der Kultur und Sprache von Kirche vertraut sind. Es richtet sich an alle, die nach einem Halt für ihr Leben suchen. Jedes menschliche Wesen hat eine Seele, und jede Seele hat Durst nach Sinn, Halt und echtem Leben. Durst nach Gott, wie David es im 143. Psalm so anschaulich beschreibt:

„Ich strecke meine Hände zu dir aus, meine Seele dürstet nach dir wie dürres Land nach Wasser.“ Psalm 143,6 (NGÜ)[2]

Warum es dieses Buch gibt? Ich erlebe, dass es gut ist, ehrlich zu sein und auch von den Tiefen und Schlaglöchern im eigenen Leben zu erzählen. Das schafft die Basis für Gespräche und Beziehungen auf Augenhöhe mit anderen Menschen, unabhängig davon, ob sie so denken und glauben wie ich oder nicht. Das Leben ist kein Ponyhof, wie man so schön sagt. Auch das Leben von Christen ist kein Ponyhof, obwohl das mancher glaubende Mensch gerne so hätte. Gott bewahrt uns nicht vor der Achterbahnfahrt des Lebens, aber er hat versprochen, dabei zu sein, mir die Hand zu halten, meine Tränen zu trocknen und mir ein Licht anzuzünden, das mir Hoffnung gibt, wenn ich keine Hoffnung mehr sehe. Und er hat versprochen, dass er mich hält, wenn das Leben droht, mich aus der Bahn zu katapultieren.

Wie gesagt – ich liebe es, Geschichten zu erzählen von Menschen, die durch große Herausforderungen in ihrem Leben gehen. Diesmal ist es meine eigene Geschichte. Und ich hoffe, dass sie anderen Mut macht, nach einem Halt im Leben zu fragen, wenn sie den für sich noch nicht gefunden haben. Aus den Interviews, die ich gemacht habe, habe ich die Erkenntnis mitgenommen: Der Glaube an Gott ist eine tragfähige Basis im Leben, an guten und an schlechten Tagen. Gott sei Dank habe ich genau das selbst erlebt, als über meinem Leben die dunklen Wolken einer schweren Krankheit heraufgezogen sind. Davon soll dieses Buch erzählen. Offen, ehrlich, authentisch. Und getragen von der Hoffnung, die der Glaube an Gott schenken kann:

„Bei Gott allein soll meine Seele Ruhe finden,
von ihm kommt meine Hoffnung.
Er allein ist mein Fels und meine Rettung,
ja, er ist meine sichere Festung. (…)
Er ist der Fels, der mir Halt gibt,

meine Zuflucht finde ich bei Gott.
Vertraut auf ihn zu jeder Zeit, ihr alle aus meinem Volk!
Schüttet ihm euer Herz aus!
Gott ist unsere Zuflucht."
Psalm 62,6-9 (Luther 2017)[3]

Stefan Loß, Aßlar, im April 2020

Kapitel 2
Meine Suche nach einem Halt im Leben

„Es ist aber der Glaube eine feste Zuversicht dessen,
was man hofft, und ein Nichtzweifeln an dem,
was man nicht sieht."

HEBRÄER 11,1 (LUTHER 2017)

Woher komme ich?

Die Frage nach einem Halt im Leben hat mich schon ziemlich früh beschäftigt. Vielleicht liegt das daran, dass ich als Einzelkind aufgewachsen bin und viel Zeit zum Nachdenken und Grübeln hatte. Der Gedanke, dass alles Zufall sein sollte, machte mir Angst. War ich auch ein „Zufall"? Was wäre, wenn es mich nicht geben würde? Wenn ich einfach nicht existieren würde? Wenn meine Eltern sich nie getroffen hätten? In meinem Fall wäre das durchaus eine Option gewesen. Denn meine Eltern hatten typische Nachkriegsbiografien. Mein Vater ist in Ostpreußen geboren. Meine Mutter hatte ihre Wurzeln in Schlesien. Beide trafen sich dann Ende der 1950er-Jahre bei einer Tanzveranstaltung in einem Duisburger Café. Dabei muss es zwischen ihnen gefunkt haben. Am 1. Dezember 1960 haben sie schließlich geheiratet. Am 29. Juli 1962 wurde ich geboren. Ich sollte ihr einziges Kind bleiben.

War das ein Zufall, war es Schicksal, oder steckte irgendeine Absicht dahinter, dass meine Eltern sich getroffen haben und dass ich geboren wurde? Was wäre gewesen, wenn sie irgendwo auf diesem Weg eine andere Abzweigung genommen hätten? Wäre ich dann nie zur Welt gekommen? Was wäre dann mit „mir“? Oder war ich eine Seele, die nur darauf wartete, in irgendein Neugeborenes zu fahren und es mit Leben zu erfüllen? Das alles ging mir durch den Kopf, als ich noch keine zehn Jahre alt war. Kein Wunder, dass ich später Philosophie studiert habe.

Aber zurück zu dem jungen Mann, der ich mal war. Die Frage nach einem Halt im Leben wurde für mich noch drängender, als das Thema „Tod“ in mein Leben trat. Zuerst nur theoretisch. Mangels anderer Lektüre habe ich im Urlaub Landser-Hefte verschlungen. Das sind dünne Heftchen, in denen große Schlachten aus dem Zweiten Weltkrieg nacherzählt werden. Natürlich starben da Menschen, wie es in einem Krieg normal ist. Die Geschichten faszinierten mich, aber die Frage nach dem Tod stand plötzlich im Raum. „Wohin gehe ich?“, fragte ich mich. Meine Grübeleien hatten mich zu der Erkenntnis gebracht, dass ich kein Zufall sein konnte. Und das, obwohl Gott für mich damals noch keine Rolle spielte. Ich hatte zwar hin und wieder den Kindergottesdienst besucht und war auch im Besitz einer bunten Kinderbibel. Aber das waren auch meine einzigen Berührungspunkte mit Gott. Jetzt wurde die Frage drängender: „Wenn ich kein Zufall bin, was passiert dann nach meinem Tod? Gibt es ein Leben danach, und wenn ja, wie wird das aussehen?“ Das waren die Fragen, mit denen ich mich in diesem Urlaub beschäftigte. Antworten hatte ich keine, aber die Idee, dass hinter alldem ein Gott stecken konnte, lag für mich nahe. Viel wusste ich von diesem Gott nicht, aber das Vaterunser konnte ich auswendig. Deshalb beschloss ich noch in diesem Urlaub, dieses Gebet zu einem Teil meines Lebens zu machen. Ich teilte meinen Eltern mit, dass ich ab sofort jeden Abend kurz vor dem Einschlafen für uns zusammen das Vaterunser sprechen würde. Und das tat ich dann auch. Antworten auf meine Fragen hatte ich also noch nicht bekommen, aber ich hatte eine Idee, wo ich suchen musste.

Wohin gehe ich?

Als ich dreizehn Jahre alt war, kam der Tod zum ersten Mal ganz praktisch in mein Leben. Meine Oma, die bei uns lebte, hatte einen Schlaganfall. Wenige Wochen später starb sie. Als der Pfarrer zur Aussegnung zu uns nach Hause kam, schloss ich mich in der Toilette ein. Ich konnte es kaum ertragen, meine geliebte Oma tot auf dem Bett liegen zu sehen. Blass, kalt und stumm. Ihr Leben war nach vierundachtzig Jahren ans Ende gekommen. Sie fehlte mir. Wo war sie jetzt?

Einige Monate vorher hatte mein Konfirmandenunterricht begonnen. Zu meiner großen Überraschung sprach der Pfarrer genau über die Fragen, die mich schon seit einigen Jahren bewegten. Und er gab Antworten, die mich überzeugten. Innerlich machte ich oft nach den Unterrichtsstunden einen Haken auf meiner Liste von Fragen. Eine nach der anderen wurde beantwortet. Mit offenen Ohren und einem offenen Herzen saugte ich auf, was ich hörte: Dass Gott mich immer schon geliebt hat, noch bevor ich geboren wurde. Dass er mich geschaffen hat. Dass ich kein Zufall bin, sondern dass er mich gewollt hat. Und dass es ein Leben nach dem Tod gibt.

Ich kann kaum beschreiben, wie erleichtert ich war, das alles zu hören. Der Tod meiner geliebten Oma bewirkte, dass ich das Ganze noch ernster nahm. Zum ersten Mal in meinem Leben hatte ich einen toten Menschen gesehen. Und zum ersten

Mal hatte ich davon gehört, dass es so etwas wie ewiges Leben gibt und dass es Menschen gibt, die daran glauben, dass der Tod nicht das Ende des Lebens ist. Ich hatte es geahnt und gehofft, und jetzt konnte ich auch anfangen, es zu glauben. Auch, wenn eine gesunde Skepsis mein lebenslanger Begleiter bleiben würde. Vielleicht hatte ich als junger Mensch einfach zu viel und zu gründlich nachgedacht, um mich mit einfachen und platten Antworten abzufinden. Dass das die ideale Vorbereitung auf meine spätere Arbeit als Journalist war, konnte ich damals natürlich noch nicht ahnen.

Die Entscheidung

Am 4. April 1976 habe ich zum ersten Mal laut und öffentlich „Ja" zu Gott gesagt. Es war mein Konfirmationsgottesdienst. Damit waren längst noch nicht alle Fragen in meinem Leben beantwortet. Aber ich hatte mich entschieden, dass Gott sozusagen der archimedische Punkt[4] in meinem Leben sein sollte. Das Zentrum meiner Existenz, mein Sinn und mein Halt in allem, was kommt. Ich habe mich entschlossen zu glauben, dass er mich gewollt hat, dass er mich geschaffen hat und dass er mich bedingungslos liebt und immer bei mir ist. Ganz egal, was kommt. Natürlich weiß ein Dreizehnjähriger noch nicht viel vom Leben. Aber durch diesen Glauben habe ich meine innere Mitte gefunden. Und dafür bin ich Gott noch heute von Herzen dankbar.

Glauben lernen

Auf meiner persönlichen Glaubensreise bin ich auf einen Vers aus der Bibel gestoßen, der mein Lieblingsvers geworden ist, weil er den Unterschied zwischen Religion und Glauben sehr gut auf den Punkt bringt. Es ist ein bekannter Vers, der erst durch eine andere Übertragung für mich zu einem echten „Hingucker“ geworden ist. Beim Lesen der englischen Übertragung „The Message“ ist mir die Formulierung aufgefallen: „Religious Burnout“ – also: religiöser Burn-out. Als ich mir den Vers dann näher angeschaut habe, war ich überrascht. Der Vers, den ich als die Aufforderung kenne, dass ich bei Jesus meine Lasten ablegen kann – „Kommt her zu mir, die ihr mühselig und beladen seid“ –, hat nämlich ursprünglich eine sehr besondere Bedeutung.

Hier die Version aus „The Message“[5] (Matthäus 11, 28-30):

"Are you tired? Worn out? Burned out on religion? Come to me. Get away with me and you'll recover your life. I'll show you how to take a real rest. Walk with me and work with me – watch how I do it. Learn the unforced rhythms of grace. I won't lay anything heavy or ill-fitting on you. Keep company with me and you'll learn to live freely and lightly."

Frei übersetzt sagt Jesus nichts anderes als:

„Bist du müde, ausgepowert, ausgebrannt durch ‚Religion'? – Komm zu mir, geh mit mir zusammen weg und du wirst dich erholen. Ich zeige dir, wie du richtig zur Ruhe kommst. Geh mit mir, schau mir zu beim Arbeiten. Lerne in dem schwerelosen Rhythmus der Gnade zu leben. Ich werde dir nichts auferlegen, was du nicht tragen kannst. Bleibe bei mir und du wirst lernen, wie man frei und leicht lebt."

„Zur Ruhe kommen“ … der „schwerelose Rhythmus der Gnade“ … das waren Worte, die mir direkt ins Herz gingen.

„Frei und leicht“ zu leben: Genau das war mein Traum.

Was für eine Offenbarung war es für mich, diesem altbekannten Text in neuen Worten zu begegnen!

Der Glaube, den Jesus gepredigt hat, ist keine Sammlung von Spielregeln und Gesetzen. Bei Gott ist eine Schulter, an die ich mich anlehnen kann. Ein Ort, an dem meine Seele zur Ruhe findet. In seiner Gegenwart „bin" ich.[6] Das ist tatsächlich die beste Botschaft aller Zeiten.

Glauben leben

Weil jeder Mensch anders ist, lebt auch jeder den Glauben anders. Deshalb sind auch die Lebensgeschichten von glaubenden Menschen so unterschiedlich. Es sind genau diese persönlichen Geschichten, die ich liebe. Seit fast dreißig Jahren arbeite ich als Redakteur, Autor und Moderator – die allermeiste Zeit davon für Sender und Programme, die über Menschen berichten, die an Gott glauben. Es waren unfassbar viele Interviews und Begegnungen, in denen die unterschiedlichsten Facetten von Glauben sichtbar geworden sind. Ich war in vielen Ländern Europas unterwegs, in Afrika, in Lateinamerika, in Sri Lanka und in Indien. Oft habe ich Menschen porträtiert, die durch große Herausforderungen gegangen sind. Von ihnen wollte ich wissen, wie ihr Glaube an Gott sie durch diese Situationen durchgetragen hat. Wie sie in herausfordernden Situationen Halt im Glauben gefunden haben. Eine Frage, die mich nach wie vor selbst interessiert. Natürlich ahnte ich nicht, in welche Herausforderungen ich selbst noch geraten würde. So gesehen haben mich diese Begegnungen vorbereitet auf meine eigenen Herausforderungen durch meine Krankheit.

Ich bin überzeugt davon: Glaube wird sichtbar und greifbar in den Brüchen des Lebens. Wenn alles glattläuft, interessiert die Frage nach Gott oder nach einem Halt im Leben nur die wenigsten. Aber wenn Herausforderungen kommen, dann wird schnell nach dem Sinn und Halt im Leben gesucht. Deshalb habe ich Christen genau danach gefragt. Auch, wenn mir das manchmal nicht leichtgefallen ist.

Glauben erleben

Im Laufe meines Berufslebens habe ich in viele menschliche Abgründe geschaut. In einem Hochsicherheitsgefängnis in Argentinien habe ich Menschen erlebt, deren Leben sich durch den Glauben an Gott komplett gewandelt hat. Ich erinnere mich an ein Interview mit einem freundlichen Mann mit einer Bibel unter dem Arm. Er lächelte mich an, und ich fragte ihn, warum er hier sei. Sieben Menschen hatte er ermordet, sagte er. Er berichtete von seiner Wut und seinen Aggressionen. Ich konnte kaum glauben, was er erzählte. Auf mich wirkte es wie ein Märchen. Wären da nicht die Wärter gewesen, die mir seine Geschichte bestätigten. Hier im Gefängnis war der Glaube an Gott in sein Leben gekommen und hatte ihn völlig verändert. Heute ist er einer der Pastoren in der Gefängnisgemeinde mit mehr als 1.500 Mitgliedern.

Ein Mörder predigt die Liebe Gottes, legt anderen Männern die Hand auf die Schulter und betet für sie. Freundlich, liebevoll, voller Empathie. Zum Abschied habe ich ihm fest die Hand gedrückt und lächelnd sagte er: „Gloria Dios“ – „Ehre sei Gott!“ Für mich war das wieder einer dieser Momente, wo ich absolut sicher war: Das mit Gott ist kein Hirngespinst. Das ist echt.

Eine Herz- und eine Nierentransplantation

In der Schweiz habe ich einen Film über einen Unternehmer gemacht, der schwer herzkrank war. Er erzählte mir davon, wie es war, als er dem Tod ins Auge schauen musste. Wenige Jahre vorher wollte sein Herz kaum noch arbeiten. Vergeblich hatte er auf eine Transplantation gehofft. Eines Tages war ihm klar, dass er die nächsten vierundzwanzig Stunden nicht überleben würde. An diesem Abend versammelte er seine ganze Familie um sich. Die Frau, die Kinder, deren Partner und die Enkelkinder. Von jedem Einzelnen hat er sich verabschiedet. Einen nach dem anderen hat er gesegnet und ihnen Frieden gewünscht. Er selbst hatte seinen Frieden gemacht und war bereit zu sterben. „Wir sehen uns wieder – im Himmel." So schwach und doch so stark.

Sein Glaube hat ihm Frieden gegeben, als sein Leben zu Ende gehen wollte.

Mitten in der Nacht saß nur noch seine Frau an seinem Bett und hielt seine Hand. Wartete auf den letzten Atemzug. Plötzlich hörte er einen Hubschrauber. Und sagte leise: „Mein Herz kommt". Es war tatsächlich sein neues Herz, sein neues Leben. Er wurde in letzter Sekunde transplantiert. Er hat es überlebt und er war dankbar. Aber er hatte auch erlebt, dass Gott ihn bis zuletzt trägt und ihm im Angesicht des Todes einen tiefen Frieden geschenkt hat.

Für diesen Beitrag haben wir auch an einer Schweizer Klinik gedreht. Eigentlich sollte es nur ein Interview mit dem Professor werden, der für Transplantationen zuständig war. Leider kam ihm ein OP-Termin dazwischen. Deshalb lud er uns kurzerhand ein, im OP während der Operation zu drehen. Natürlich haben wir diese Einladung dankbar angenommen. Es war eine Nierentransplantation. Hätte ich damals schon gewusst, dass das für mich selbst einmal ein Thema werden würde, hätte ich sicher noch interessierter dabei zugeschaut.

Frieden mit sich selbst. Und Vergebung.

Tief beeindruckt hat mich auch Josephine. Sie arbeitete im Grenzgebiet zwischen Ruanda und Kongo, in einem Lager der UN, wo sich Ärzte um Frauen kümmern, die von Kindersoldaten im Kongo vergewaltigt und verstümmelt worden sind. Als wir mit unserem Geländewagen ins Lager kamen, fielen uns erst die typischen UN-Container auf. Weiß und mit gut sichtbaren UN-Symbolen. Hier waren die Büros und Behandlungsräume untergebracht. Dahinter standen große weiße Zelte. Wir durften einen Blick hineinwerfen, aber nicht filmen. Der Geruch war schier unerträglich. Es stank nach Kot und Urin. Auf den Betten lagen Hunderte Frauen. Die meisten blickten apathisch an die Decke oder schliefen. Es war eine unheimliche Stille in diesem Zelt.

Josephine, unsere Begleiterin, wies uns auf eine Frau hin, die blind war. Die Kindersoldaten hatten sie erst vergewaltigt, dann verstümmelt und am Ende mit glühenden Klingen geblendet. Das Entsetzen der Frauen war fast mit Händen zu greifen. Verzweiflung und Hoffnungslosigkeit lagen in der Luft. Später haben die Ärzte uns erklärt, mit welchen Operationsmethoden sie die Frauen chirurgisch wiederherstellen. Ein Eingriff, der nicht nur ihrem Körper hilft. Er gibt den verstümmelten und stigmatisierten Frauen vor allem auch ihre Würde zurück.

Josephine hatte uns auf unserem Rundgang die ganze Zeit begleitet. Jetzt war es Zeit für ein Interview. Wir suchten uns einen Platz am Ufer des Lake Kiwu, eine Bank auf einem erkalteten Lavastrom in Sichtweite der Zelte. Hier erzählte sie mir von ihrer Arbeit. Sie war ausgebildete Psychotherapeutin und Seelsorgerin. Ihre Aufgabe war es, den Frauen dabei zu helfen, ihr Trauma zu überwinden, damit sie wieder leben konnten. Josephine war überzeugt: Um gesund zu werden, mussten die Frauen lernen, Frieden mit sich selbst zu machen, und lernen, den Tätern zu vergeben. Sie mussten lernen, den Menschen zu vergeben, die sie so grausam misshandelt und gefoltert hatten.

Ich fragte sie, warum das nötig war. Josephine sagte, dass die Frauen anders nicht überleben konnten. Der Hass und die Wut würden sie zerfressen. Sie mussten vergeben lernen, nicht wegen der Täter, sondern wegen sich selbst. Um überhaupt wieder leben zu können. Tag für Tag war Josephine in den Zelten unterwegs, hielt den Frauen die Hände, hörte sich ihre Geschichten an, trocknete die Tränen, brachte ihnen Hoffnung und sprach ihnen Mut zu.

Ihre Geschichte – meine Geschichte

Immer wieder habe ich Geschichten davon gehört, wie Gott Menschen in schweren Lebenslagen Halt gibt. Hoffnung, eine Perspektive. Dass seine Liebe Biografien von Menschen radikal verändern kann. Natürlich haben mir diese Lebensberichte geholfen. Sie haben meinen eigenen Glauben verändert. Aber das waren die Geschichten von anderen Menschen, nicht meine eigene. Es ist ein Unterschied, ob ich einen Menschen interviewe, der eine schwere Lebensgeschichte hat, oder ob ich die gleichen Fragen mir selbst stellen muss: „Was trägt mein Leben, was gibt mir Halt, wenn es schwierig wird?“

Wenn man sich die grundlegenden Fragen des Lebens nicht aus intellektuellem Interesse stellt, sondern aus persönlicher Betroffenheit, bekommen solche Fragen eine ganz andere Brisanz.

So ging es mir, als mir langsam klar wurde, was die Diagnose „Zystennieren" für mich und mein Leben bedeuten würde: Nämlich eine Herausforderung, die mein Leben auf den Kopf stellen würde. Die Nagelprobe für meinen eigenen Glauben und für das Fundament, auf das ich mein Leben gestellt hatte. Würde sich dieses Fundament tatsächlich als tragfähig erweisen?

Plötzlich musste ich die Perspektive wechseln. Jetzt war ich der Protagonist der Story. Im Storytelling gibt es einen Ausdruck für die Dramaturgie in einem Film, wenn man eine gute Geschichte erzählen will. Man nennt das „Heldenreise". In allen guten Kinofilmen gibt es eine solche „Heldenreise". Jetzt war ich selbst der „Held" einer Geschichte – ob ich wollte oder nicht. Und mir wurde noch einmal bewusst: Mit solchen Heldengeschichten lassen sich schöne Filme machen.

Selbst ein „Held" zu sein bei meiner eigenen Geschichte, von der ich noch nicht wusste, ob sie ein „Happy End" haben würde – darauf hätte ich gerne verzichtet. Aber warum sollte es mir anders gehen, als all den anderen „Helden" im Film?! – Keiner macht sich freiwillig auf diese Reise.

Kapitel 3

Aufbruch zu einer Reise, die ich nie antreten wollte – und die vage Hoffnung auf ein Wunder

Dein Wort ist wie ein Licht in der Nacht,
das meinen Weg erleuchtet.

Psalm 119,105 (Hfa)

Ich und krank?

Kranksein war für mich nie eine Option. Obwohl ich kaum Sport getrieben habe, fühlte ich mich immer ziemlich fit. Ein Strich in der Landschaft und Jeansgröße 34/32 bis weit in die Dreißiger. Eine Knieverletzung brachte mich mit vierzehn zum ersten Mal ins Krankenhaus. Gott sei Dank kannte ich Kliniken sonst nur als Besucher. Ich war eigentlich gesund, soweit ich mich zurückerinnern kann. Sehr selten krankgeschrieben, allenfalls mal eine kleine Erkältung alle paar Jahre. Was für jemanden, der viele Jahre lang freiberuflich gearbeitet hat, durchaus praktisch war. Nur ein hoher Blutdruck begleitete mich wohl schon eine ganze Weile. Bei jedem Arztbesuch die gleiche Bemerkung: „Ihr Blutdruck ist aber ziemlich hoch!“ Wirklich beunruhigt hat mich das nie. Es gibt Menschen, die leiden am sogenannten „Weißkittelblutdruck", der immer dann hoch ist, wenn er in einer Arztpraxis gemessen wird. Jedenfalls war das für mich kein Grund, nervös zu werden.

Dass ein hoher Blutdruck auch ein Anzeichen für Nierenprobleme sein kann, sollte ich erst sehr viel später lernen. Weil ich mich fit fühlte, lebte ich nicht wirklich gesund. Kein Sport, zu wenig Schlaf, zu viel Arbeit, dreißig Zigaretten am Tag und ein, zwei, drei Bierchen am Abend war viele Jahre Standard für mich. Den ersten Schuss vor den Bug bekam ich im April 2005. Bei einer Reportage-Reise durch Simbabwe hatte ich plötzlich einen Blackout. Mir war schwindelig und ich konnte kaum noch stehen. Der Schwindel wurde leider bis heute mein ständiger Begleiter.

Zurück in Deutschland wurden meine Nieren gründlich gecheckt – ohne Befund. Die Ärzte gingen davon aus, dass der nach wie vor hohe Blutdruck der Auslöser für den Anfall war. Ich wurde mit Medikamenten eingestellt und bekam Betablocker, die mich in den nächsten Wochen so richtig ausbremsten. Mein Blutdruck war gut eingestellt, aber ich fühlte mich, als hätte mir jemand Gummistiefel angezogen und mich in den Sumpf geschickt. Es war alles so mühsam, ich war ständig müde. Und der massive Schwindel war immer noch da. Langsam kroch eine Depression in mir hoch. Nach einer Reha im Sommer 2006 nahm ich insgesamt fünfundzwanzig Kilo ab, die Medikamente wurden umgestellt und ich begann mit meinem Sportprogramm. Fahrradfahren wurde meine Leidenschaft. 2007 und 2008 habe ich es auf – jeweils – rund sechstausend Kilometer gebracht. Und ich war fit – bis auf den Dauerschwindel. Erst nach einer wahren Arztodyssee stellte sich die Ursache für meinen Schwindel heraus: Mein Gleichgewichtssinn im rechten Ohr war zerstört. Leider irreparabel. Ein Handicap, an das ich mich gewöhnen musste. Damit ich beim Radfahren nicht jedes Mal, wenn ich einen Blick über die Schulter wagte, in den Büschen landete, legte ich mir einen Rückspiegel zu. Sieht seltsam aus, hilft aber.

Die Diagnose

Mein Hausarzt behielt meine Nieren weiter im Blick. Aber weil ich mich nicht krank fühlte, kam ich nicht so regelmäßig wie vereinbart. Im Sommer 2008 machte er erneut einen Ultraschall der Nieren und wurde etwas blass. Er sprach von Nierenzysten oder Zystennieren – beides sagte mir nichts. Er überwies mich an einen Nephrologen, also einen Nierenspezialisten, und der konfrontierte mich dann am 23. Oktober 2008 mit der Diagnose „Zystennieren". Das hat mich völlig unvorbereitet getroffen.

Schließlich sind Zystennieren eigentlich eine Erbkrankheit. In den betroffenen Familien erkrankt etwa die Hälfte aller Familienmitglieder. Früher sind diese Menschen früh gestorben. Wenige sind älter als sechzig geworden. Wirkungsvolle Behandlungsmethoden, wie zum Beispiel die Dialyse, gibt es erst seit Anfang der 1960er-Jahre. Davor war eine Niereninsuffizienz ein Todesurteil.

In meiner Familie aber sind fast alle weit über achtzig geworden, und das ohne irgendwelche Krankheiten. Nur mein Opa mütterlicherseits ist früh gestorben. Aber es half nichts: Es hatte mich erwischt. Mediziner sprechen in dem Fall von einer „Spontanmutation".

Wie auch immer, ich musste mich mit dieser Diagnose abfinden. Im Internet habe ich mich schlaugemacht, was Zystennieren sind. Dass so etwas jetzt in mir wuchs und langsam immer größer werden würde, wollte ich mir einfach nicht vorstellen. Aber vorerst hatte ich keine Beschwerden, also versuchte ich, die Krankheit – so gut es ging – zu ignorieren.

Ernst

Im Sommer 2013, also fünf Jahre nach der ersten Diagnose, hatte ich nur noch fünfundvierzig Prozent Nierenfunktion.

Ende 2014/Anfang 2015 spitzte sich das Ganze zu. Ich war immer noch viel mit dem Fahrrad unterwegs, aber ich merkte deutlich, wie meine Kräfte nachließen, und bei jeder Unebenheit auf dem Weg spürte ich meine Nieren. Ob ich wollte oder nicht, ich musste anfangen, mich ernsthaft mit der Krankheit auseinanderzusetzen. Das hieß: Informationen sammeln über sogenannte Nierenersatztherapien.

An der Dialyse führte kein Weg vorbei. Jedenfalls war das mein Wissensstand[7]. Und Dialyse bedeutete dann, dass ich für den Rest des Lebens von Maschinen abhängig sein würde, die mein Blut dreimal in der Woche reinigen. Ich würde mich also damit abfinden müssen, dass ich einen guten Teil meiner Zeit damit verbringen würde, in einem Bett neben anderen Kranken zu liegen und zu warten, während eine Maschine mein Blut wäscht. Mein ganzes Leben müsste sich gezwungenermaßen nur darum drehen – und ob ich dann noch würde arbeiten können, war völlig offen. Ich war gerade mal Anfang fünfzig und fühlte mich nicht wirklich alt. Auch, wenn mein Körper mir mittlerweile andere Signale sendete.

So hart damit konfrontiert zu werden, dass meinem Leben in sehr naher Zukunft enge Grenzen gesetzt sein würden, machte mir zu schaffen. Am liebsten hätte ich das alles verdrängt, aber dafür waren die „Fortschritte", die meine Krankheit machte, zu deutlich. Mit dem Rückgang der Nierenfunktion wurden immer weniger Giftstoffe aus dem Körper geschwemmt. Ich merkte, wie ich schlapper wurde, ich schlief nur noch oberflächlich und hatte eine starke innere Unruhe. Aber vor allem spürte ich es beim Geschmackssinn. Meine Zunge war ständig belegt und ich schmeckte kaum noch etwas. Und das war erst der Anfang! Das waren deutliche Anzeichen, dass etwas nicht stimmte. Dazu kam noch, dass ich meine stark vergrößerten Nieren nun deutlich spürte.

Eine realistische Perspektive?

Im März 2015 fuhr ich mit Sabine für ein paar Tage zu einem Kurzurlaub an die Weser. Hier hatten wir Zeit zum Reden und zum Nachdenken. Via Internet hatte ich einen Kontakt zum Verein PKD e.V. geknüpft. Hier hatte ich die Kontaktdaten des Ansprechpartners für „meine" Region Wetzlar/Gießen bekommen. Wir hatten uns per Mail für ein Telefongespräch verabredet. Nach dem Abendessen suchte ich mir einen ruhigen Ort zum Telefonieren: die Promenade am Weserufer. Es war dunkel, die Weser plätscherte sanft vor sich hin und es war kaum ein Mensch unterwegs. Hier hatte ich die nötige Zeit und Ruhe für ein Gespräch.

Eine entspannte und freundliche Stimme meldete sich am anderen Ende: „Stephan, hallo". Er wirkte sehr sympathisch und nahm sich viel Zeit für das Gespräch. Während wir redeten, lief ich auf und ab, eine ganze Stunde, und je länger das Gespräch dauerte, desto mehr Hoffnung bekam ich.

Stephan ist nicht nur selbst betroffen, sondern er arbeitet auch als Krankenpfleger im Gießener Uniklinikum. Er kannte also die medizinische Seite der Krankheit sehr gut. Ich fragte ihn nach der Dialyse und er erklärte mir in Ruhe, was mich erwarten würde. Ich fragte ihn nach seinen eigenen Erfahrungen und er erzählte, dass er eine besondere Art von Dialyse gemacht hatte: eine Bauchfelldialyse. Die hatte ihn wesentlich weniger eingeschränkt, weil er dafür nicht in ein Dialysezentrum fahren musste. Es ist eine besondere Form der Heimdialyse, bei der das Bauchfell als Filter dient.[8]

Nachdem ich alle meine Fragen in Bezug auf die Dialyse losgeworden war, erzählte Stephan, wie es bei ihm nach der Dialyse weitergegangen war: Seine Frau hatte ihm eine Niere gespendet. Davon hatte ich noch nie gehört. Ich wusste, dass es so etwas wie eine Lebendspende gab. Aber nach meinem Kenntnisstand war das nur zwischen blutsverwandten Familienmitgliedern möglich. Meine Eltern waren zu alt und ich hatte keine Geschwister, deshalb hatte ich nie weiter über dieses Thema nachgedacht. Stephan erklärte, dass Lebendspenden unter Ehepartnern oder nahen Verwandten auch dann möglich sind, wenn die Blutgruppen nicht übereinstimmen. Seit 2004 wäre das medizinisch möglich, erfuhr ich, und dass er selbst Menschen kannte, die das schon sehr erfolgreich gemacht hatten, unter anderem der Vorsitzende des Vereins PKD e.V., Uwe Korst, der ebenfalls eine Niere von seiner Frau bekommen hatte.

Nach dem Telefonat bin ich noch eine Weile still an der Weser entlanggegangen und habe über das nachgedacht, was ich eben gehört hatte. Zurück im Hotel habe ich Sabine von dem Gespräch berichtet, und auf einmal stand ein ganz neues Thema im Raum: Könnte meine Frau mir eine ihrer Nieren spenden? Wollte sie das überhaupt? Auf jeden Fall war das eine ganz neue Perspektive – und eine Herausforderung für uns beide.[9]

Bei der herkömmlichen Transplantation, der sogenannten Totspende, wäre die Wartezeit für mich ungefähr acht bis zehn Jahre gewesen. Diese Zeit würde ich mit Dialyse überbrücken müssen. Eine Lebendspende stünde sofort zur Verfügung. Könnte das auch für uns eine Alternative sein? Was für eine Perspektive! Aber natürlich waren vorher immer noch viele andere Fragen zu klären. Zum Beispiel die Frage nach der „Kompatibilität" – also danach, ob wir auch medizinisch zusammenpassen und ob eine Transplantation tatsächlich möglich wäre. Wir wussten nur, dass wir unterschiedliche Blutgruppen hatten.

Aus unserem Kurzurlaub an der Weser kamen wir mit ganz neuen Gedanken nach Hause zurück. Wir vereinbarten für den Mai 2015 einen Termin in der Nierenklinik in Heidelberg, um in einem ersten Gespräch abchecken zu lassen, ob eine Lebendspende für uns überhaupt infrage kommen würde.

Währenddessen machten mir die Nieren zunehmend zu schaffen. Die Werte wurden jetzt rapide schlechter und parallel zu den Schmerzen nahm auch meine Verzweiflung zu.

Kapitel 4

Beten für ein Wunder?

"Miracles do not, in fact, break the laws of nature."[10]
„Wunder widersprechen nicht den Naturgesetzen."

C.S. Lewis, Miracles (Wunder)

Am 19. April 2015 schrieb ich eine Mail an einige Freunde:

„Hallo ihr Lieben, (...) Ich möchte euch bitten, für mich zu beten. Ich brauche echt ein Wunder. Meine Nieren arbeiten nur noch zu 25 %. Die Folge: Viel Gift bleibt im Körper. Deshalb bin ich extrem schlapp und müde und mir tun die Knochen oft weh – vor allem die Gelenke. Das ist sehr mühsam. (...) Zurzeit geht meine Nierenfunktion um ca. 1 % /Monat runter. Das heißt, es ist absehbar, wann ich an der Dialyse lande. Das möchte ich aber unbedingt vermeiden. Mit Sabine habe ich einen Termin am 19. Mai in Heidelberg, um eine Lebendspende vorzubesprechen. Mir geht es momentan nicht gut. Ich bin dauermüde, habe ständig Seitenstechen (durch die wuchernden Zystennieren), schlafe schlecht und habe zu allem Überfluss im Job gerade extrem Druck. Das Ganze drückt mir sehr auf die Psyche. Ich möchte, dass Gott ein Wunder tut, dass meine Nieren wieder voll funktionieren und dass die Zysten verschwinden. Ich weiß, dass ER das kann. Bin dankbar für jedes Gebet zwischendurch. LG und eine gute Woche, Stefan"

Ich hatte die Hoffnung nicht aufgegeben, dass es auch für mich göttliche Heilung geben könnte. In den letzten Jahren hatte ich Kontakt mit vielen Menschen, die durch Gebete Wunder erlebt hatten. Auch während meiner Reisen im Ausland hatte sich mein Horizont sehr erweitert.

In Nigeria begleitete ich einen Prediger, der auf der Bühne für Menschen betete, die krank waren. Ich war dort, um mit diesen Menschen anschließend Interviews zu machen. An einen jungen Mann kann ich mich gut erinnern: Er war offensichtlich blind gewesen. Nachdem auf der Bühne für ihn gebetet wurde, kam er die Treppe herunter auf mich zu. Er ging allein und er konnte offensichtlich sehen. Gleichzeitig drängte eine Truppe junger Leute auf uns zu, die laut riefen und winkten. Es waren seine Freunde, und sie wollten sich selbst davon überzeugen, ob er tatsächlich wieder sehen konnte. Wild wedelten sie mit den Händen vor seinen Augen hin und her. Er schaute sie an, seine Augen folgten den Händen und Tränen liefen seine Wangen herunter. Es war offensichtlich, dass er sehen konnte, und die Reaktion seiner Freunde ließ eindeutig darauf schließen, dass sie das für ein echtes Wunder hielten.

Ich bin selbst ein skeptischer Mensch, was spontane Heilungswunder angeht. Ich habe es gelernt, alles zu hinterfragen und auf seine Glaubwürdigkeit zu checken. Aber das hier war schon sehr überzeugend. Anscheinend war ich Zeuge eines echten Wunders geworden. Gott kann Blinde sehend machen. Schließlich steht das ja auch explizit so in der Bibel. Warum sollte Gott das nicht auch heute noch können? Schließlich ist er der Herr des Himmels und der Erde.

Nach wie vor hoffte ich, dass Gott auch an mir ein Wunder tun würde. Ich selbst und viele andere beteten dafür. Aber ich war auch realistisch genug, dass mir klar war: Ich musste mich mit dem Verlauf der Krankheit und dem, was kommen wird, gründlich auseinandersetzen, so oder so.

Für den 19. Mai 2015 hatten Sabine und ich den Vorstellungstermin in der Transplantationssprechstunde der Uniklinik Heidelberg vereinbart. Es sollte eines von vielen Gesprächen werden, bei denen Weichen gestellt wurden.

Während der ganzen Zeit haben wir beide voll gearbeitet. Sabine im öffentlichen Dienst, ich als Teamleiter, Redakteur und Moderator bei ERF Medien, einem christlichen Medienunternehmen. Oft sind wir in dieser Zeit an unsere physischen und psychischen Grenzen gestoßen. Es war ein monatelanger Ausnahmezustand. Und wir waren froh, dass wir nicht allein unterwegs waren. Viele Freunde und Bekannte haben immer wieder nachgefragt, wie es geht, haben uns aufmunternde Nachrichten geschickt, an uns gedacht und für uns gebetet. Und wir waren uns sicher, dass unser guter Gott mit uns beiden Gutes im Sinn hatte. Eine Wahrheit, an der wir uns so manches Mal richtig festklammern mussten, mit letzter Kraft und dem letzten Funken Hoffnung.

In einer Zeit, die so herausfordernd ist, bekommen manche Verse aus der Bibel wieder eine ganz neue Bedeutung. Zum Beispiel dieser Vers aus dem Buch Jesaja:

„Fürchte dich nicht, denn ich stehe dir bei;
hab keine Angst, denn ich bin dein Gott!
Ich mache dich stark, ich helfe dir,
mit meiner siegreichen Hand beschütze ich dich!“
Jesaja 41,10 (Hfa)

In Zeiten wie diesen liest man solche Verse anders. Ich habe solche starken Worte gebraucht. Und Gott hat sie mir zugesprochen – immer wieder und immer wieder zur rechten Zeit.

Lebendspende – eine Option für uns?

Dann war es endlich so weit – unser erster Termin in Heidelberg. Am 19. Mai 2015 fuhren wir also zur Transplantationssprechstunde der Uniklinik. Auf dem Rückweg von Heidelberg wollten wir dann ein Treffen der PKD Regionalgruppe in Darmstadt besuchen. Kurz vorher war ich Vereinsmitglied geworden und wir wollten gerne den Vereinsvorsitzenden und seine Frau persönlich kennenlernen.

In der Nierenklinik in Heidelberg hatten wir an diesem Tag unser erstes Gespräch zum Thema Transplantation. Der Arzt fand meine Werte noch nicht dramatisch, deshalb wunderte er sich, warum wir jetzt schon gekommen waren. Wir erklärten ihm, dass wir gerne jetzt schon wissen wollten, ob eine Lebendspende bei uns überhaupt medizinisch infrage kam. Nachdem er meine Nierenwerte begutachtet hatte, meinte der Arzt, dass wir noch einige Jahre Zeit hätten, bis es ernst werden könnte. Trotzdem schickte er uns in die Immunologie der Uniklinik zum Gewebetest. Dort wurde uns beiden Blut abgenommen und es wurde eine Gewebekultur angesetzt, um zu testen, ob eine Transplantation möglich war. Entscheidend war, wie viele Antikörper mein Blut gegen das Blut von Sabine bilden würde. Es folgte ein weiteres Arztgespräch mit dem Hinweis, dass wir in den nächsten Tagen den Befund per Post geschickt bekommen würden. Auf dem Rückweg legten wir wie geplant eine Pause in Darmstadt ein, bevor wir nach Hause fuhren.

Mein elektronischer Tagebucheintrag am Abend des 19. Mai lässt ahnen, was für einen Tag wir erlebt haben:

„22.20 Uhr zurück zu Hause nach einem wirklich verrückten Tag. Start um 10.00: Termin für ein erstes Vorgespräch wegen Transplantation in Heidelberg. Das Ergebnis: Wir können uns noch Zeit lassen mit dem Eingriff, weil meine Werte noch recht gut sind (Kreatinin unter 3, Nierenfunktion 25 %; kritisch wird es bei 10 bis 12 %).[11] Unsere Blutgruppenunverträglichkeit könnte zum Problem werden, wenn ich zu viele Antikörper habe. Das wird in den nächsten Wochen gecheckt, deshalb haben wir beide Blutproben in Heidelberg gelassen.

19.00 Uhr Treffen der Selbsthilfegruppe PKD in Darmstadt. Überraschung: von 10 Leuten sind 5 Christen. Sehr tolle und tiefe Gespräche – auch über Nieren. Wertvolle Infos zum Thema: Unverträglichkeit und die Sicherheit: Wenn Gott will, dann geht es. Das war echt sehr überraschend.

Mein Fazit: Herausfordernder Tag, etwas frustrierend, weil wir uns mehr Infos erhofft hatten, aber ganz grundlegend das Gefühl: Hier führt Gott Regie. Und das tut einfach richtig gut."

Bei dem Termin in Heidelberg wurden wir umfassend über die Risiken aufgeklärt, die mit einer Transplantation verbunden sind. Sabine war von Anfang an bereit gewesen, mir eine ihrer Nieren zu spenden, aber natürlich ist ein solcher Eingriff für sie als Spenderin mit Gefahren verbunden. Und bevor die Ärzte eine gesunde Frau operieren und sie zur Nierenspenderin machen, sind viele Untersuchungen und Gespräche nötig. Den Ärzten war es sehr wichtig, vor allem Sabine als Spenderin gründlich über die Risiken aufzuklären. In unserem Fall war das so gründlich, dass wir beide nach dem Gespräch nervlich ziemlich am Ende waren.

Aber die Botschaft war angekommen: Eine Lebendspende ist immer ein Risiko und es kann zu Komplikationen bei der Spenderin kommen, und sie kann dabei sterben. Um dieses Risiko so klein wie möglich zu halten, war es nötig, dass Sabine sich vorab einem gründlichen medizinischen Check unterzog.

Jedes Gespräch und jede dieser Untersuchungen hätten für

unsere Pläne das Aus bedeuten können. Mit dieser Spannung würden wir beide die nächsten Monate leben müssen.

Mehr als eine Woche dauerte es, bis wir die Untersuchungsergebnisse aus Heidelberg bekamen. Am 27. Mai, abends um 20.17 Uhr, habe ich eine Nachricht an unsere Kinder geschickt.

„Wir haben heute die Blutuntersuchungsergebnisse aus Heidelberg bekommen. Es sieht sehr gut aus. Ich habe nur sehr wenige Antikörper gegen Muttis Blut. Heißt: Transplantation ist möglich und hat sehr gute Chancen. Wir sind erleichtert. Küsse, Papa"

Heute noch habe ich einen dicken Kloß im Hals, wenn ich das lese. Schließlich hätte alles auch ganz anders kommen können. Aber: Gott sei Dank gab es grünes Licht für die Transplantation. Der erste große Schritt war geschafft.

Die nächsten Monate waren von zunehmenden Schmerzen und Entzündungen geprägt. Eine falsche Bewegung und ich spürte ein plötzliches heftiges Stechen: ein deutliches Signal, dass wieder eine Zyste geplatzt war. Das hieß in der Regel: Blut im Urin und kolikartige Schmerzen. Ich hatte zunehmend Schwierigkeiten, mich so zu bewegen und hinzusetzen, dass es mich nicht irgendwo unangenehm drückte. In der Hüftgegend war ich breiter geworden. Manch ein Stuhl wurde für mich zum Folterinstrument. Aber der absolute Höhepunkt waren Autofahrten in einem engen Sportsitz. Genau da, wo meine Nieren saßen, waren die Sitze eng an den Körper angepasst worden, damit es einen bei schnellen Kurvenfahrten nicht aus dem Sitz drückt. Mich drückte es schon beim Geradeausfahren so, dass ich mich eigentlich gar nicht zurücklehnen wollte. Bei jedem Schlagloch und jeder Bordsteinkante schoss es mir in die Seiten, dass ich fast Tränen in den Augen hatte.

Für mich ging es jetzt vor allem darum, mich mit den zunehmenden Einschränkungen der Krankheit zu arrangieren. Das betraf bei Weitem nicht nur das Autofahren. Menschen haben für mich gebetet und mir (vorsichtig) die Hände aufgelegt. Ja, ich hätte mir ein Wunder gewünscht, aber der Realist in mir war stärker. Es wurde ernst. Und ich hatte keinen Schimmer davon, wie das Ganze ausgehen würde und ob ich jemals wieder ein einigermaßen normales und vor allem schmerzfreies Leben würde führen können. Ich habe es mir so sehr gewünscht. Aber jetzt musste ich auf alles vorbereitet sein. Unser Hoffnungsschimmer am Horizont war die Lebendspende von Sabine.

Kapitel 5
Schluss mit dem Verdrängen – und eine unverhoffte Auszeit

„Fürchte dich nicht, denn ich stehe dir bei;
hab keine Angst, denn ich bin dein Gott!
Ich mache dich stark, ich helfe dir,
mit meiner siegreichen Hand beschütze ich dich!"

JESAJA 41,10 (HFA)

Wir wussten also, dass Sabine mir eine ihrer Nieren spenden konnte. Für uns beide begann jetzt eine Zeit des Wartens, von der niemand sagen konnte, wie lange sie dauern würde. Aber das normale Alltagsleben ging weiter. Für das letzte Maiwochenende 2015 war eine Männerfreizeit unserer Kirchengemeinde geplant. Die inhaltliche Gestaltung lag bei mir. Natürlich spielten dabei auch die Themen eine Rolle, die mich gerade selbst bewegten. Für dieses Wochenende hatte ich die Überschrift gewählt: „Reifezeiten des Lebens". Wir sprachen darüber, dass das Leben eine Zeit des Reifens ist, dass man Geduld braucht, bis ein Leben Früchte bringt.

Geduld, das war eines der Themen, mit denen ich mich gerade auseinandersetzen musste. Resilienz, also innere Stärke und Vertrauen, waren andere Themen, über die ich in dieser

Zeit bei verschiedenen Gelegenheiten gesprochen habe. Alles Themen, die für mich selbst gerade eine ganz akute Bedeutung hatten. Meine Krankheit war präsent in meinem Leben, in meinem Denken und auch in meinem Glauben. „Ganzheitlich" ist ja eines der neuen Modewörter. Ich glaube, ich war damals wirklich ganzheitlich krank.

Wenige Tage nach dem Männerwochenende hat sich meine Krankheit erneut massiv bemerkbar gemacht. Ich war im Badezimmer und bückte mich nach einem Handtuch. Plötzlich fuhr mir ein höllischer Schmerz in die Seite. Es war ein unfassbares Stechen, das mich augenblicklich bewegungslos machte. Aber auch wenn ich mich nicht bewegte, schmerzte es. Ich schaffte es gerade noch so aufs Sofa im Wohnzimmer. Sabine fuhr mich zum Arzt. Ich klammerte mich am Haltegriff über der Tür fest, damit ich mich während der Fahrt nicht anlehnen musste.

Ich bekam Antibiotika in hohen Dosen und Schmerzmittel. Mein Urin färbte sich dunkelrot und die Entzündungswerte schossen in die Höhe. Eine klassische „Zystenruptur" – eine der Zysten hatte sich entzündet und war schließlich geplatzt, genau in dem Moment, als ich mich nach dem Handtuch gebückt hatte.

Zum ersten Mal erlebte ich, dass mich diese Krankheit so richtig lahmlegen konnte. Ich wollte und konnte mich kaum noch bewegen. Aber dank der Medikamente ging es mir Tag für Tag ein kleines bisschen besser. Und ich versuchte immer noch, so gut es ging, ein einigermaßen normales Leben zu führen. Ein paar Tage später kam mein Sohn mit ein paar Freunden aus Bonn zu Besuch. Sie wollten eine Kanutour auf der Lahn unternehmen. Ich versuchte, ein freundlicher Gastgeber für die jungen Leute zu sein, aber der Dauerschmerz in meinen Nieren ließ sich kaum weglächeln.

Während der Tourtage haben wir die Truppe dann unterwegs mit Proviant versorgt. Natürlich habe ich das selbst übernommen, gegen den Widerstand meiner Frau. Aber eine dieser Autofahrten bis zum Campingplatz an der Lahn sollte zu meinem persönlichen Waterloo werden. Ich hatte mich gnadenlos überschätzt. Die Strecke war deutlich länger, als ich gedacht hatte, und unsere Autositze lernte ich von der unangenehmsten Seite kennen. Schon nach wenigen Kilometern wäre es mir am liebsten gewesen, ich hätte im Stehen fahren können. Jedes Schlagloch, ach was, jeder Vogeldreck auf der Straße erinnerte mich deutlich daran, dass ich nicht gesund war. Der Schmerz brachte mich ins Schwitzen und unterwegs merkte ich deutlich, wie meine Kräfte schwanden und meine Konzentration litt. Am Campingplatz angekommen war ich kaum noch in der Lage, aus dem Auto zu steigen. Ich war blass und durchgeschwitzt. Und das lag nicht an der Hitze. Mühsam packte ich den Proviant aus und ließ mich wieder ins Auto fallen. Irgendwie habe ich es dann auch wieder nach Hause geschafft. Ich habe auf meine Krankheit geschimpft, und war vor allem sauer auf mich selbst. Nach diesem Erlebnis blieb mir nichts anderes mehr übrig: Ich musste meine neuen Begrenzungen akzeptieren lernen, ob ich wollte oder nicht. Ich war krank und konnte nicht mehr so leben, wie ich wollte.

Urlaubsplanung trotz Krankheit

Die Ärzte legten sich nicht fest, was den Verlauf der Krankheit anging, deshalb begannen wir damit, unseren Sommerurlaub zu planen. Vor vielen Jahren haben wir den Urlaub per Haustausch übers Internet für uns entdeckt. Wir sind Mitglieder bei „Homelink“, einer internationalen Plattform für Menschen, die gerne in den Wohnungen und Häusern anderer Menschen Urlaub machen. Angefangen haben wir damit, weil wir die

Idee spannend fanden, den Urlaub in einem fremden Haus zu verbringen und nicht in einer anonymen Ferienanlage oder in einem Hotel. Diese unorthodoxe Art, Urlaub zu machen, hat uns im Laufe der Jahre unter anderem nach Berlin, Newcastle, Oxford, London, Den Haag, Haarlem, Brügge und schließlich im Sommer 2015 nach Gent in Belgien geführt. Ein älteres Ehepaar mit Hund, das in einem wunderbaren Altbau nahe der Stadtmitte lebte, hatte sich bei uns gemeldet und wollte mit uns tauschen. Zehn Tage wollten wir in der mittelalterlichen Stadt Gent in Belgien verbringen, während das Ehepaar in unserem Haus wohnte.

Am Samstag, den 15. August, machten wir uns auf gen Norden: Sabine, unsere jüngste Tochter und ich. Durch einen wunderschön gestalteten Innenhof betraten wir zum ersten Mal unser neues Urlaubsdomizil. Eine solche Begegnung mit dem Leben wildfremder Menschen ist immer ein Abenteuer. Dieses Haus in Gent war sehr alt, aber mit viel Liebe zum Detail aufwendig renoviert worden. Für unseren Geschmack fast schon etwas zu perfekt, aber wunderschön für einen Stadturlaub. Die Lage war optimal: mitten in der Altstadt von Gent, wenige Gehminuten vom Zentrum entfernt. Da sollte das Brötchenholen am Sonntagmorgen keine allzu große Herausforderung sein.

Am nächsten Morgen fühlte ich mich fit für einen kleinen Spaziergang. Ich steuerte die erste Bäckerei an: sonntags geschlossen. Suchte per Handy die nächste, die übernächste … und bekam dann schließlich an einer Tankstelle noch ein paar weiche Brötchen vom Vortag. Mehr war nicht drin. So kamen ungeplant einige Kilometer Fußweg zusammen. Schon bevor ich losgegangen war, spürte ich ein leichtes Zwicken in den Nieren. Meine Schuhe hatten dünne Sohlen, sodass ich bei jedem Schritt auf dem harten Kopfsteinpflaster meine Nieren spürte. Das Laufen tat mir nicht gut, aber ich lief weiter, schließlich konnte ich ja nicht ohne frische Brötchen zurückkommen. Es kam, wie es kommen musste: Mit Brötchen in der Hand und einem schmerzverzerrten Gesichtsausdruck war ich nach einer knappen Stunde wieder zurück. Da hatten sie mich wieder, meine Probleme, und das schon am ersten Urlaubstag. Zum Glück fanden wir eine Ärztin, die mir ein Schmerzmittel und Antibiotika verschrieb. Die ersten Tage des Urlaubs verbrachte ich dann möglichst ruhig liegend auf dem Bett.

Eine unerwartete Auszeit

Ende November war Sabine eingeladen, als Referentin und Coach ein Seminar in Bobengrün zu leiten, ganz im Nordosten Bayerns. Da es mir gesundheitlich einigermaßen gut ging, bot ich mich als Fahrer an. Einmal um Sabine zu entlasten, aber auch, um ein paar Tage in Ruhe für mich zu genießen und mir Zeit für mich selbst zu nehmen. Ich hatte mir ein Zimmer in einer Pension in der Nähe besorgt. Meine Reiselektüre war das Buch: „Hüter meiner Seele" von John Ortberg.[12]

Ich liebe die Predigten von Ortberg und höre unterwegs auf dem Fahrrad gerne seine Podcasts.[13] Er ist Psychologe und Theologe und ein begnadeter Kommunikator und hat mir in seinen Vorträgen und Predigten immer wieder besondere Aha-Momente verschafft. So auch dieses Mal. Der Untertitel des Buches ist: „Ordne die verborgene Welt deiner Seele – sie ist das Wertvollste, das du hast".

Genau das wollte ich an diesem Wochenende tun.

Auf den Verlauf meiner Krankheit hatte ich so gut wie keinen Einfluss. Aber ich wollte dem Ganzen nicht schutzlos ausgeliefert sein. Ich wollte nicht, dass mich Arztberichte und Diagnosen völlig aus dem Gleichgewicht bringen konnten. Deshalb wollte ich mich bewusst um meine Seele kümmern.

Mir war klar, dass hier Bedarf bestand. Ich wollte den inneren Frieden haben, den die Bibel uns verspricht, z. B. in dem Wunsch des Apostels Paulus an die Christen in Philippi:

> *„Macht euch keine Sorgen! Ihr dürft in jeder Lage zu Gott beten. Sagt ihm, was euch fehlt, und dankt ihm! Dann wird Gottes Friede, der all unser Verstehen übersteigt, eure Herzen und Gedanken bewahren, weil ihr mit Jesus Christus verbunden seid." Philipper 4,6-7 (Hfa)*

Das Buch hat mich durch seine Ehrlichkeit getröstet und gleichzeitig herausgefordert. Und genau das war es, was ich an diesem Wochenende wollte. Trost und Herausforderung. Auch die Umgebung, die ich mir für das Wochenende ausgesucht hatte, passte dazu. Mit dem Auto machte ich meine Erkundungstouren rund um den Bleilochstausee, den größten Stausee Deutschlands. Im Nachhinein habe ich den Eindruck, dass dieses Wochenende unter einem bestimmten Thema stand. Ohne, dass das meine Absicht gewesen war. Das Buch von Ortberg war mein Begleiter, mein Arbeitsbuch und Trainingsprogramm für meine Seele. Aber auch die Orte, die ich besucht habe, waren Inspirationen für mein inneres Leben.

Am Samstag besuchte ich Ebersdorf, einen Ort, dessen Architektur von den Herrnhutern, einer überkonfessionellen christlichen Glaubensbewegung des achtzehnten Jahrhunderts, geprägt ist. Das wollte ich mir unbedingt ansehen. Im hessischen Herrnhaag hatte ich eine solche Wohnanlage der Herrnhuter einige Jahre vorher kennengelernt. Ihr gemeinsames Leben und vor allem ihr Umgang mit dem Tod hatten mich damals schon fasziniert.

Ich parkte im Zentrum des kleinen Ortes, am Zinzendorfplatz. Benannt nach dem Begründer der Herrnhuter. Die weiß getünchten Gebäude rund um den kleinen Park im Zentrum wirkten etwas aus der Zeit gefallen. Mitten im Park stand eine kleine Lesehalle. Unbeheizt, eine Bank, drei Stühle und ein Regal mit christlicher Literatur.

Nach einem Rundgang durch das Dorf zog es mich in den Schlosspark. Hier sollte ein Grabmal stehen, das der berühmte Künstler Ernst Barlach gestaltet hat. „Grabmal der Familie Reuß, von Ernst Barlach, 1870–1938" stand auf einem Schild. Auf dem Grab und den Figuren hatten sich Flechten breitgemacht. In der Mitte ein großes Kreuz aus Stein. An den Seiten zwei menschliche Figuren. Lebensgroß, still, in sich versenkt. Eine betend, den Kopf nach oben, die Augen geschlossen. Die andere mit den Händen im Schoß, den Blick nach oben gerichtet.

Stille, Trauer, Ruhe und Gelassenheit

Genau diese Mischung ist es, die mich an Barlachs Figuren anzieht: die Sehnsucht nach Ruhe; die Trauer in Verbindung mit Ruhe und Gelassenheit. Ich stand einfach da und ließ die Figuren auf mich wirken. Ganz allein im herbstlichen Schlosspark von Ebersdorf.

Am nächsten Tag kehrte ich noch einmal nach Ebersdorf zurück. Es war Sonntag, und ich wollte den Gottesdienst der Herrnhuter Brüdergemeine erleben. Er fand in einem länglichen Bau statt, der so gar nicht an eine Kirche erinnerte. An der schweren Eingangstür wurde ich freundlich begrüßt, dann ging es über eine hölzerne Treppe in den ersten Stock. Mich erwartete ein großer Raum mit hohen Holzdecken. Die weißen Bänke standen längs im Raum und an der linken Seite befand sich, leicht erhöht, so etwas wie eine Kanzel. Erst saßen nur wenige Menschen in den Bänken. Später kamen Rollstühle dazu. Alte und Kranke, die von jungen Menschen hereingeschoben wurden. Es war eine sehr liebevolle Atmosphäre inmitten der etwas tristen Umgebung in dem Gottesdienstraum. Das hat mich an diesem Vormittag besonders beeindruckt.

Anschließend besuchte ich den „Gottesacker" der Gemeinde. Für Friedhöfe hatte ich schon immer ein besonderes Faible und ich wusste, dass die Herrnhuter Christen einen ganz besonderen Umgang mit ihren „Heimgegangenen" pflegten. Knapp außerhalb des Ortes in einem kleinen Wäldchen fand ich ihren Friedhof. Über dem Eingang stand auf dem steinernen Torbogen die Inschrift: „Ich lebe" für die Kommenden – und auf der Rückseite die Worte: „und ihr sollt auch leben", lesbar für alle, die den Friedhof verließen. Und eine Tafel am Eingang erklärte den Besuchern die Besonderheit dieses „Gottesackers". Dort stand:

„Dieser Gottesacker ist als Begräbnisstätte der Herrnhuter Brüdergemeine angelegt. Weil es vor Gott kein Ansehen der Person gibt, sind alle Gräber gleich. Seit 1740 werden hier Schwestern und Brüder wie Samenkörner in Gottes Acker gelegt. (…) Durch die Bibelstellen auf den Grabsteinen gleicht der Gottesacker einer aufgeschlagenen Bibel und bezeugt: Gott ruft zum ewigen Leben, wie er Jesus Christus rief, der uns voranging. Der Gottesacker ist so ein Zeichen lebendiger Hoffnung auf die Auferweckung der Toten."

Der Friedhof selbst erinnerte eher an einen Soldatenfriedhof. Kleine in den Boden eingelassene rechteckige Steine mit einer Inschrift. Die meisten über die Jahre verwittert und moosbewachsen. Viele Inschriften ließen sich gar nicht mehr entziffern. Mich beeindruckte dieser offensive und selbstverständliche Umgang mit dem Thema Tod.

Auf diesem Gottesacker ist mir ganz neu deutlich geworden, wie wichtig es ist, mein eigenes Leben in etwas Größeres einzuordnen. Mein Leben auf diesem Planeten ist endlich, und auch Schmerzen und Leid werden ein Ende haben. Und für einen

Menschen, der an Gott glaubt, ist es gut zu wissen, dass das Ende des Lebens nicht das Ende der Existenz ist.

Mit meinem Handy habe ich vieles von dem im Bild festgehalten, was mich bei meinem Besuch in Ebersdorf beeindruckt hat: Barlachs Grabmal, den Schlosspark und den Gottesacker der Herrnhuter. Wenn ich die Bilder heute so anschaue, berührt mich das auf eine besondere Art. Ich habe den Eindruck, dass diese Reise genau zum richtigen Zeitpunkt kam. Dass ich genau diese Eindrücke und Erlebnisse brauchte, um mich weiter auf den Weg zu machen, meiner Seele zu der Ruhe zu helfen, die sie brauchte.

Kapitel 6

Weihnachten, der erste Klinikaufenthalt und eine besondere Gottesbegegnung in London

„Meinen Frieden gebe ich euch – einen Frieden, den euch niemand sonst auf der Welt geben kann. Deshalb seid nicht bestürzt und habt keine Angst!"

JOHANNES 14,27 (HFA)

Das Jahr 2015 ging langsam in die letzte Runde. Es war Herbst und wir begannen, uns auf das Weihnachtsfest zu freuen. Die Zeit davor würde stressig werden, wie in jedem Jahr, aber Weihnachten selbst ist immer etwas Besonderes für uns als Familie. Wir genießen es, einfach miteinander ein paar ruhige Tage zu verbringen: auf dem Sofa liegen, reden, lesen und einfach Zeit füreinander zu haben.

Als Weihnachten näher kam, begannen die Schmerzen in den Nieren wieder stärker zu werden. Die Entzündungswerte gingen in die Höhe. Selbst an Weihnachten sollte mich die Krankheit in diesem Jahr nicht in Ruhe lassen. Drei Tage vor Heiligabend begann wieder eine Behandlung mit Antibiotika. Diesmal intravenös. Dazu musste ich mich alle zwei Tage bei meiner Nephrologin für ein, zwei Stunden an die Nadel hängen lassen.

Wie jedes Jahr haben wir Weihnachten als Großfamilie gefeiert: Alle drei Kinder waren mit dabei. Auch meine Eltern waren angereist. Meiner Mutter machte ihre Osteoporose sehr zu schaffen. Auch auf Krücken war sie kaum noch mobil. Unsere älteste Tochter Johanna hatte Ultraschallbilder von unserem ersten Enkelkind mitgebracht. Auf Ende März lag der geplante Geburtstermin. Bei all den Sorgen und Ängsten, die uns ins neue Jahr begleiteten, war der Gedanke an unser erstes Enkelkind ein echter Lichtblick. Was wir damals nicht ahnen konnten, war, dass meine Mutter ihr erstes Urenkelchen nie würde in den Arm nehmen können. Dieses war das letzte Weihnachtsfest, das sie erlebt hat.

Den Jahresabschluss haben wir immer schon gerne in unserer Gemeinde mit anderen Christen zusammen gefeiert. Auch in diesem Jahr haben wir den Abschlussgottesdienst besucht. Statt einer langen Predigt gibt es am Silvesterabend jeweils viele persönliche Erlebnisse aus dem vergangenen Jahr zu hören. Solche Lebensgeschichten haben es mir schon länger angetan. Ich fand es immer spannend zu hören, wie andere Menschen durch schwierige Situationen von Gott durchgetragen worden sind. Das machte mir immer wieder Mut.

In diesem Jahr war es anders. Mir war bewusst, dass meine Herausforderungen erst noch auf mich zukommen würden. Wenn überhaupt, dann hätte ich vielleicht im nächsten oder übernächsten Jahr eine spannende Geschichte von meiner Achterbahnfahrt des Lebens zu erzählen. Vielleicht würde das dann eine fröhliche „Es war richtig schlimm, aber mit Gott zusammen habe ich's überstanden – Halleluja!"-Geschichte sein? Wer konnte das wissen. Irgendwie hatte ich im Blick auf das neue Jahr kein gutes Gefühl.

Zum Abschluss des Gottesdienstes gab es dann wie in jedem Jahr ein Spruchkärtchen, das man sich aus einem Korb ziehen durfte. Ein Bibelvers, der dann über dem neuen Jahr stehen sollte. Das erinnerte mich immer ein bisschen an den Glückskeks beim Chinesen. Kann man ernst nehmen, muss man aber nicht. Was ich mir wünschte, war eine Mut machende Zusage aus der Bibel. Verse, wie: „Ich gehe mit dir durch dick und dünn". Oder: „Hab keine Angst, ich bin bei dir!" So etwas hätte ich gerade gut gebrauchen können. Aber welchen Vers habe ich gezogen? *„Ich will mich mit dir verloben in Ewigkeit."* (aus Hosea, Kapitel 2) Da musste ich erst mal tief durchatmen.

Das Wort „Ewigkeit" klang für mich sehr endgültig. Eher nach Tod als nach Leben. So als ob Gott mir sagen würde: „Auch, wenn du sterben musst, bin ich bei dir." Sicher hätte man das theologisch auch noch anders deuten können, aber auch bei Bibelversen gilt: Der erste Eindruck zählt. Und dieser erste Eindruck war für mich in dieser Situation nichts Beruhigendes oder Tröstendes. Ich habe den Vers erst einmal weggesteckt – im doppelten Sinn – und versucht, nicht mehr daran zu denken. Als Sabine mich später fragte, fiel es mir schwer, den Vers zu zitieren. Es ging nur mit zittriger Stimme und Tränen in den Augen. „Ich will mich mit dir verloben in Ewigkeit."

Ich hatte Angst vor dem, was auf mich zukommen würde. Der Vers aus der Bibel war mir keine Hilfe. An Gott habe ich nie gezweifelt, auch nicht in den bisher herausforderndsten Situationen meines Lebens. Woran ich aber immer wieder gezweifelt habe: an meinem Bild von ihm, an meiner Vorstellung.

Stets hatte ich gehofft, dass Gott jemand ist, der mir die gröbsten Steine aus dem Weg räumt, damit ich nicht darüber stolpere. Vielleicht hatte ich mich doch getäuscht, vielleicht ist es doch eher so, dass Gott mir die Hand reicht, wenn ich gestolpert bin, und sich um meine Wunden kümmert, wenn ich mich verletzt habe. Es geht im Leben nicht immer alles so, wie ich das will.

Ich musste lernen, dass Gott kein Wegbegleiter ist, der mir Krankheit, Schmerzen und Ängste erspart. Dafür erlebte ich, dass er an meiner Seite bleibt, egal, wie dunkel es auf meinem Weg auch wird. So wie bei David, König David, der auch die dunklen Seiten des Lebens kennengelernt hatte. Seine Gebete von damals nennen wir heute Psalmen. Oft werden sie vorgelesen, um Menschen zu trösten. Besonders der 23. Psalm eignet sich dafür: *„Selbst, wenn ich durch ein finsteres Tal gehen muss, wo Todesschatten mich umgeben, fürchte ich mich vor keinem Unglück, denn du, Herr, bist bei mir! Dein Stock und dein Hirtenstab geben mir Trost." (Psalm 23,4; NGÜ)*

David weiß, wovon er spricht. Und gerade deshalb ist sein Text für mich so glaubwürdig. Er hatte schwere Zeiten in seinem Leben, aber Gott war und blieb sein Wegbegleiter. Die schweren Erfahrungen in seinem Leben hatten David verändert. Aus einem arroganten König, der seine Leidenschaften nicht im Griff hatte, wurde ein weiser König, der seinen Gegnern mit Respekt und Würde entgegentrat.

Herausforderungen können eine Einladung sein, daran zu reifen. Ich habe viele Menschen erlebt, die (im Nachhinein) dankbar sind für die schweren Zeiten in ihrem Leben, weil das aus ihnen einen anderen Menschen gemacht hat. Es lebt sich anders, wenn man durch Täler hindurchgegangen ist, und es glaubt sich anders.

Ich habe während meiner akuten Krankheitszeit einige Beziehungen zu anderen Menschen strapaziert. Vor lauter Jammern hatte ich oft keinen Blick für die Nöte und Bedürfnisse anderer. Heute weiß ich, dass das für manche eine massive Überforderung war. Das tut mir sehr leid. Damals habe ich keine Alternative gesehen. Ich musste mit meinen Ängsten irgendwohin.

Die Weihnachtsferien waren in diesem Jahr für mich kurz. Am 5. Januar 2016 saß ich wieder am Schreibtisch. Das Leben ging weiter und die Arbeit war eine willkommene Abwechslung, jedenfalls sollte sie das sein. Mit einer unserer Volontärinnen sprach ich einen Beitragsentwurf für unsere TV-Sendung „Gott sei Dank“ durch. Es ging um eine junge Frau, die mit einer schweren Krebserkrankung zu tun hatte. Eine gute Bekannte von ihr. Es machte ihr sichtlich Mühe, bei dem Thema die nötige professionelle Distanz zu bewahren. Es ging ihr einfach sehr nahe.

Und wieder einmal habe ich gemerkt, dass es einen großen Unterschied macht, ob man den Menschen nahesteht, über die man einen Fernsehbeitrag macht, oder nicht. Besonders, wenn es um eine schwere Krise geht. Es ist etwas anderes, wenn man zu diesem Menschen auch privat eine Beziehung hat. Geschweige denn, wenn es einen selbst trifft. Das Thema Krankheit ließ mich also auch bei meiner Arbeit nicht in Ruhe.

Zwischenzeitlich waren meine Entzündungswerte leicht gesunken und ich konnte eine Medienkonferenz in Süddeutschland besuchen. Auch hier war ich ständig in telefonischem Kontakt mit meiner Ärztin. Die Entzündungswerte waren noch nicht ganz gut, aber deutlich besser geworden. Vor der Rückfahrt allerdings musste ich erst noch den Dienstwagen aus dem Schnee ausgraben und ich merkte, wie mich das bisschen Schneeschaufeln ganz schön an die Grenzen brachte.

Auch am folgenden Wochenende war Arbeiten angesagt. Für Samstag, den 22. Januar, hatten wir unsere ERF-Botschafter zu uns nach Wetzlar eingeladen. Das sind Menschen, die von unserem Medienangebot so überzeugt sind, dass sie Werbung für uns machen. Es waren wunderbare Begegnungen und eine entspannte Atmosphäre an diesem Samstag. Momente, die ich besonders genießen konnte. Zeiten, in denen meine Krankheit keine Rolle spielte, in denen ich einen normalen Alltag leben konnte.

Und gerade an diesem Tag sollte die Krankheit mit voller Wucht in meinen Alltag einschlagen. Es war kurz vor Mittag, wir Mitarbeiter standen gerade alle auf der Bühne und stellten uns vor, da merkte ich, dass mein Handy vibrierte. Als ich von der Bühne gegangen war, schaute ich kurz auf das Display. Es war meine Nephrologin. Wenn sie mich am Samstag anrief, konnte das nichts Gutes bedeuten. Ich suchte mir eine stille Ecke und hörte die Nachricht ab. Mir stockte buchstäblich der Atem. In trockenen Worten teilte sie mir mit, dass meine Entzündungswerte wieder in die Höhe gegangen seien und dass sie jetzt nicht mehr weiterwüsste. Ich sollte mich sofort notfallmäßig in die Nierenklinik in Heidelberg einliefern lassen, damit sie mir dort die Nieren entfernen. Rückruf? Zwecklos. Niemand meldete sich. Das war der Anruf, den ich nie bekommen wollte. Und noch dazu hatte ich keine Möglichkeit, mit meiner Ärztin zumindest kurz darüber zu reden. Nachzufragen, um Erklärungen zu bitten. Ich war fassungslos.

Da stand ich nun. Innerhalb von Sekunden war nichts mehr wie vorher. Ich meldete mich ab, an meiner Gesichtsfarbe merkten meine Kollegen, dass etwas nicht stimmte. Jetzt gelang es mir nicht mehr, meine Krankheit einfach wegzulächeln.

Zu Hause war ich allein. Sabine war unterwegs. Ich legte mich aufs Sofa, war nicht in der Lage, einen klaren Gedanken zu fassen. Dann nahm ich das Telefon und rief in der Nephrologie in Heidelberg an, um zu fragen, was ich machen sollte. Zum Glück hatte die nette Dame Dienst am Empfang, die ich schon vor Ort in Heidelberg kennengelernt hatte. Sie hatte eine beruhigende Art, nahm den Druck raus und riet mir, dass ich mich doch am Montag noch einmal melden sollte. Dann wären Ärzte da und dann könnte man schauen, was zu tun sei. Als ich auflegte, merkte ich, dass mich das Gespräch etwas erleichtert hatte. Trotzdem musste ich jetzt mit jemandem reden. Ich rief unsere erwachsenen Kinder an, eines nach dem anderen. Ich habe keine Ahnung mehr, was ich gesagt habe, aber ich weiß noch, dass ich vor lauter Tränen kaum reden konnte. Später habe ich begriffen, dass diese Anrufe keine gute

Idee waren. Ich hatte meine Kinder sehr beunruhigt, aber ich musste einfach mit jemandem reden. Rauslassen, wie verzweifelt ich gerade war.

Nach dem Anruf meiner Nephrologin platzte alles, was ich bisher einigermaßen erfolgreich verdrängt hatte, aus mir heraus. Jetzt wurde es ernst, es ging mir im wahrsten Sinn des Wortes an die Nieren. Die ganze Wucht der Krankheit, alle Ängste brachen über mich herein.

Bei der Fahrt auf der Achterbahn gibt es den Moment der Stille, wenn sich kaum noch etwas bewegt, der Wagen auf den obersten Punkt der Bahn hochgezogen worden ist und dann langsam nach vorne kippt und in die Tiefe rauscht. Fast senkrecht nach unten, ohne Halt, ohne einen Ausblick, dass irgendetwas oder irgendjemand einen auffängt. Dieser Fall ins Leere ist bei der Achterbahn der Anfang vom Spaß, wenn man das genießen kann – für mich war es ein emotionaler Sturz ins Bodenlose.

Ich hätte ahnen können, dass dieser Moment kommen würde, aber die Wucht dieser Nachricht, und die Tatsache, dass ich keine Chance hatte, noch mal mit meiner Ärztin zu reden … Das war einfach zu viel.

Trotz der ganzen Vorgeschichte war ich auf diesen Moment nicht vorbereitet. Monatelang, jahrelang hatte ich verdrängt, was auf mich zukommen würde. Jetzt ging das nicht mehr. Ich war tief erschüttert. Von Seelenfrieden keine Spur. Ich war nur noch ein heulendes Elend.

Eigentlich hätte ich das alles ja einfach auch Gott im Gebet klagen können. Genau dazu lädt er mich ein, wenn er sagt: *„Ladet alle eure Sorgen bei Gott ab, denn er sorgt für euch.“ (1. Petrus 5,7; Hfa)*

Viele Psalmen sind ja nichts anderes als Rufe aus tiefster Not heraus zu Gott. Und Gott hört, tröstet, hilft. Oft genug selbst erlebt. Aber in dieser Situation hat das für mich nicht funktioniert. Ich brauchte Menschen, die mir zuhörten, die mir die Hand hielten, Verständnis zeigten und mich trösteten. Es war nicht gut, dass ich andere mit meinem Schmerz überrollt habe. Es wäre gut gewesen, wenn ich das alles bei Gott abgeladen hätte. Aber das konnte ich nicht in diesem Moment. Trotzdem weiß ich, dass Gott meine Fassungslosigkeit gesehen hat, meine tiefe Angst, meine Verwirrtheit und meine Tränen. Ich würde gerne sagen, dass ich einfach eine Runde gebetet habe und alles war wieder gut. Aber leider stimmt das nicht.

Was folgte, war der erste Klinikaufenthalt in Heidelberg. Am Dienstagmorgen checkte ich in der Heidelberger Nephrologie stationär ein. Ich hatte keine Ahnung, was auf mich zukommen würde. Würden sie mir jetzt wirklich eine meiner Nieren entfernen? Oder sogar beide? Was wäre dann? Dialyse? Aber die Ärzte dort sahen das Ganze zum Glück deutlich weniger dramatisch als meine Ärztin zu Hause. Meine Behandlung wurde umgestellt, die neuen Antibiotika schlugen an, die Nieren wurden geschallt und ich musste zu einem MRT in die Röhre. Am darauffolgenden Sonntag wurde ich wieder entlassen. Ich war sehr erleichtert, aber gleichzeitig war mir bewusst, dass meine Krankheit immer weiter voranschritt. Durch die Entzündung waren meine Nierenwerte erneut schlechter geworden. Sie funktionierten nur noch zu etwa siebzehn Prozent.

Die Rückreise aus Heidelberg wollte ich gerne mit einem Besuch im nahe gelegenen Schriesheim verbinden, dem Ort, in dem ich aufgewachsen bin. Dank einer freundlichen Stationsärztin, die meine Papiere rechtzeitig fertig gemacht hat, konnte ich noch vor neun Uhr morgens die Klinik verlassen. Ich schaffte es fast pünktlich zum Gottesdienst um zehn Uhr in der evangelischen Kirche in Schriesheim. Meinen Koffer stellte ich hinter der letzten Bank ab. Ich genoss die Ruhe in der schönen alten Kirche. Hier war ich vor vielen Jahren konfirmiert worden. Auf diesen Kirchenbänken hatte ich in meiner Teenagerzeit viele Stunden im Gebet, bei Andachten und mit Gesang verbracht. Während der Schulzeit trafen wir uns jeden Dienstagmorgen im Altarraum um halb sieben zum liturgischen Morgengebet. Anschließend gab es ein gemeinsames Frühstück und dann ging's ab in die Schule.

Es war ein lebendiges Gemeindeleben, ein Jugendkreis, der für mich zu einer Art Ersatzfamilie wurde. Hier habe ich zum ersten Mal von Gott gehört und davon, dass man mit ihm gemeinsam durchs Leben gehen kann. Hier habe ich die Basis für meinen Glauben bekommen. Eine Zeit, die mich geprägt hat und mein Leben auf eine neue Bahn gelenkt hat. Hier haben sich Weichen für mein Leben gestellt, nicht nur, was den Glauben angeht. Ich war gerade mal sechzehn, als ich hier Sabine kennengelernt habe. Sechs Jahre später haben wir in dieser Kirche geheiratet, am 9. Februar 1985.

Diese Kirche war ein guter Ort, um nach den Herausforderungen der letzten Tage und Wochen ein wenig zur Ruhe zu kommen. Durchzuatmen, mich auf meine Wurzeln zu besinnen. Hier hatte Gottes Geschichte mit mir angefangen. Nein, das stimmt nicht. Hier hat meine Geschichte mit ihm angefangen. Er war von Anfang an in meinem Leben. Aber erst hier in dieser Kirche habe ich am 4. April 1976 begonnen, mein Leben bewusst in seiner Gegenwart zu leben.

Nach dem Gottesdienst traf ich mich mit meinem Vater zum Mittagessen. Er hatte einen Tisch im „Goldenen Hirsch" reserviert, einem traditionellen Gasthaus nahe der Kirche. Er kam allein. Für meine Mutter war der Weg zu beschwerlich geworden. Nach dem Essen brachte er mich zum Bahnhof und ich fuhr per Zug nach Hause. Es war mein erster stationärer Aufenthalt in der Klinik in Heidelberg in diesem Jahr gewesen. Und es sollte nicht mein letzter sein.

Es war Sonntag, der 31. Januar 2016. Ich war froh, wieder zu Hause zu sein. Und ich war froh, dass wir unsere lang geplante Reise nach London doch nicht absagen mussten. Das war genau die Ablenkung, die ich jetzt brauchte. Diesmal hatte ich mir für unsere Reise ordentliches Schuhwerk besorgt. Seit unserem Urlaub in Gent wusste ich, dass auch gute Schuhe die Nieren schonen können. Am 5. Februar ging es los. Wir hatten London in den letzten Jahren lieben gelernt. Wenn es irgendwie ging, flogen wir Anfang Februar, rund um unseren Hochzeitstag, für einige Tage in die britische Hauptstadt.

Wir haben unseren Kurztrip im Februar genossen. Ich merkte, dass ich nicht besonders leistungsfähig war, aber aktuell hatte ich keine Schmerzen. Was für ein Glück! Es war zwar recht frisch und windig und hin und wieder auch nass, aber dafür waren auch nicht so viele Touristen unterwegs. Wir lieben es, bei langen Spaziergängen in die Atmosphäre dieser Stadt einzutauchen.

Die Besuche in London sind für uns im Laufe der Jahre auch zu besonderen Erlebnissen für unser inneres Leben geworden. Hier haben wir immer wieder Gottesdienste erlebt, die uns besonders inspiriert haben. Zum Beispiel den Hillsong-Gottesdienst in einem der vielen alten Theater der Stadt. Angetan hat es uns in den letzten Jahren aber vor allem die HTB – Holy Trinity Brompton Church. Ende der Siebzigerjahre wurde hier der Alphakurs entwickelt, ein Glaubensgrundkurs für Erwachsene. Mittlerweile wird der Kurs in mehr als hundertfünfzig Ländern durchgeführt, rund sieben Millionen Menschen haben weltweit einen der Kurse besucht.[14]

Viele der Menschen, die sich hier zum Gottesdienst treffen, haben selbst durch diese Kurse zum Glauben an Gott gefunden. Die Gottesdienste sind von einer einladenden Fröhlichkeit geprägt, trotzdem sind sie dicht und intensiv.

Durchgefroren und ziemlich nass schlichen wir uns am Sonntagabend in den Gottesdienst, der schon begonnen hatte. Wir wurden freundlich begrüßt und suchten uns zwei Klappstühle am linken Rand mit gutem Blick nach vorne. Eine Akustikband spielte Lobpreislieder. Das alte Gemäuer war wunderbar farbig ausgeleuchtet. Die Kirche war voll. Ich kam langsam zur Ruhe, hörte zu und ließ mich in die Lieder fallen. Ich weiß nicht mehr, was gesungen wurde, aber es war plötzlich warm und schön und gut. Es war wie ein Nach-Hause-Kommen. Gott war hier und er war mir nah. Ganz plötzlich war hier der Friede, nachdem ich mich so gesehnt hatte. Ich spürte ihn körperlich. Und ich spürte, wie aller Stress und Druck von mir abfielen. Plötzlich, ohne Vorwarnung, brachen bei mir alle Dämme. Die Tränen liefen mir nur so die Wangen runter. Ich schluchzte und heulte. Ich war hier. ER war hier. Jetzt. Es war einfach so gut, hier zu sein. Dieser tiefe Friede, die Nähe zu Gott, so spürbar. Genau das war es, was meine Seele brauchte. Ich atmete tief durch, versuchte mitzusingen, während mir weiter die Tränen liefen, bis meine Stimme nicht mehr wollte. Es war, als ob mir gerade eine tonnenschwere Last von den Schultern genommen wurde. So, als ob Gott mir sanft die Hand drückte und mir zuflüsterte: „Hab keine Angst, Stefan, ich sehe, wie es dir geht, ich kenne deine Schmerzen und deine Angst. Ich bin mit dir. Fürchte dich nicht!"

Sabine hat meine Hand gehalten und mir Taschentücher gereicht.

Dieser Gottesdienstbesuch ist für mich bis heute ein ganz besonderes Erlebnis. Man sagt das ja so leichthin: „Gott ist mit dir, fürchte dich nicht!" Aber wenn man das dann ganz existenziell und echt spürt, wie ich das an diesem Abend erleben durfte, ist das etwas ganz Besonderes. Völlig überraschend und ohne Ankündigung in einem Abendgottesdienst mitten in London. Hier hat der Himmel die Erde berührt und Gott hat mich mit seiner spürbaren Gegenwart beschenkt. Danke, Gott!

Nach den Liedern kam jemand nach vorne und betete: für

die Angestellten im Gesundheitswesen, die einen stressigen und harten Job haben und trotzdem wenig Geld dafür bekommen. Für alle, die dringend nach einer Wohnung suchen, und für alle, denen das Geld, das sie verdienen, nicht reicht, um hier in London über die Runden zu kommen. Genau das ist es, was ich an dieser Gemeinde im Herzen Londons so sehr liebe. Sie hat den Kopf im Himmel und die Füße fest auf dem Boden.

Die Abende verbrachten wir meist bei Livemusik im Pub, aber auf jeden Fall bei einem frisch gezapften Glas Guinness. Es waren vier wundervolle Tage in London. Ein paar Tage Normalität für Sabine und mich in einer turbulenten Zeit. Und eine Zeit, um innerlich einmal tief durchzuatmen. Gott weiß anscheinend genau, was ich brauche!

Kapitel 7
Zwischen den Zeiten – ein besonderes Osterfest

„Wer die Osterbotschaft gehört hat, der kann nicht mehr mit tragischem Gesicht herumlaufen und die humorlose Existenz eines Menschen führen, der keine Hoffnung hat."

Karl Barth

Ostern 2016 war ein ganz besonderes Fest. Selten gab es Zeiten in meinem Leben, die so spannungsgeladen waren. Wir warteten stündlich darauf, dass das Telefon klingelte. Dass entweder die Nachricht kam, dass meine Mutter gestorben ist, oder unser Schwiegersohn sich meldete, dass unser erstes Enkelkind geboren ist. Mutter war seit drei Wochen im Pflegeheim, abgemagert auf fünfunddreißig Kilo. Sie verweigerte das Essen. Meinen Vater, selbst schon weit in den Achtzigern, brachte das an den Rand seiner Kräfte. Jeden Tag besuchte er sie und versuchte, sie zum Essen zu bewegen. Helfen konnten Sabine und ich nur bedingt. Es waren jedes Mal drei bis vier Stunden Autofahrt von Aßlar nach Schriesheim und zurück. Wir beide waren beruflich voll eingespannt. Dazu kam, dass mir zunehmend die Kräfte fehlten. Meine Nierenfunktion wurde langsam aber stetig schlechter.

Und mitten in diese Zeit fiel das Osterfest. Der Karfreitag war für uns jedes Jahr wieder ein Thema. Jedes Jahr fragten wir uns: Wie sollten wir den Tag, an dem Jesus am Kreuz gestorben ist, angemessen begehen? Das ist ja nun wirklich kein Grund zum Feiern. Andererseits – wie kann man traurig sein, obwohl man weiß, dass die Geschichte am Ende doch ein Happy End hat?

In diesem Jahr wollten wir keinen normalen Karfreitagsgottesdienst besuchen. Stattdessen hatten wir uns Kinokarten gekauft und fuhren am frühen Nachmittag nach Gießen. Um fünfzehn Uhr – also zur Todesstunde Jesu – saßen wir auf unseren Plätzen im Kino. Auf der Leinwand lief allerdings kein Film, sondern es wurde die Aufnahme eines Konzertes der Berliner Philharmoniker mit Sir Simon Rattle gezeigt. Eine szenische Aufführung der Matthäuspassion. Szenisch bedeutete in dem Fall, dass der Chor und die Solisten nicht nur die Texte sangen, sondern dass sie die Szenen auch durch schauspielerische Elemente unterstützten. Es war ein sehr besonderes und intensives Erlebnis, die Passionsgeschichte auf diese Art und Weise nachzuerleben. Die Sängerinnen und Sänger sangen nicht nur, sie lebten die Geschichte geradezu auf der Bühne. Zwei Szenen sind mir besonders im Gedächtnis geblieben: Die erste zeigte Jesus im Garten Gethsemane. Ganz allein stand ein Sänger auf der Bühne, die Augen geschlossen, Tränen liefen seine Wangen herunter. Er hob die Hände und zitterte am ganzen Körper. Die Verzweiflung, die Jesus tatsächlich im Garten Gethsemane erlebt haben muss, war in diesem Moment mit Händen zu greifen. Seine Einsamkeit, Angst und Hilflosigkeit konnte man förmlich spüren. In einer anderen Szene stellte Pilatus nach der Gefangennahme Jesu die Frage an das Volk, was er mit ihm tun sollte. Der Chor verließ seinen ursprünglichen Platz und kam langsam über die Treppen nah an den Rand der Bühne. Mit ernsten und teilweise wutverzerrten Gesichtern schmetterten sie ihm ihr „Kreuziget ihn“ entgegen. „Kreuziget ihn!“ Immer wieder: „Kreuziget ihn!“ Mir standen die Tränen in den Augen. So intensiv und nah hatte ich die Geschichte vom Leiden und Sterben Jesu noch nie erlebt. Gott ist Mensch geworden: Jesus, und hat am eigenen Leib die tiefsten Tiefen der menschlichen Existenz durchlebt und durchlitten: Einsamkeit, Verlassensein, Angst, Schmerzen und schließlich den Tod. Was für eine Geschichte, was für ein Gott. Was für ein Kinonachmittag. Was für ein Karfreitag 2016.

Für Ostersonntag hatten wir uns bei meinem Vater in Schriesheim angekündigt; wir wollten mit ihm zusammen meine Mutter im Pflegeheim besuchen. Der Plan war eigentlich, dass wir in Heidelberg am Vormittag noch einen Ostergottesdienst besuchen. Weil wir uns nicht so recht entscheiden konnten, und merkten, dass wir beide Ruhe brauchten, entschieden wir uns stattdessen für einen Spaziergang auf dem Heidelberger Bergfriedhof. Wo sonst kann man sich besser zum Thema Tod und Auferstehung inspirieren lassen. Schließlich geht es an Ostern um den Sieg Jesu über den Tod.

Ich war früher schon oft auf diesem Friedhof spazieren gegangen. Ich liebe diesen Ort. So verwinkelt und unaufgeräumt. Und mit vielen Grabsteininschriften, die Wesentliches auf den Punkt bringen. Eines der Gräber, die ich immer mal wieder aufgesucht habe, war das des Soziologen Max Weber, dem Begründer der protestantischen Ethik. Auf seinem Grabstein stehen sein Name und der seiner Frau. Daneben die Inschrift: „Alles Vergängliche ist nur ein Gleichnis.“

Ein anderer Grabstein erinnert an einen Heidelberger Astronomen: Max Wolf, gestorben 1932. Ein Mann, der offensichtlich Wissenschaft und Glaube wunderbar miteinander verbinden konnte, denn auf seinem Grabstein kann man lesen:

„Die Himmel rühmen des Ewigen Ehre durch der Gestirne kraftvoll geordneten Lauf nach des Erhabnen Gesetz. Mir, dem Forschenden, öffneten sie ihre Tiefe, und schaudernd spürt ich die göttliche Hand, die sie mit Liebe erschuf.“

Bei einem meiner Spaziergänge ist mir ein besonders ungewöhnlicher Grabstein aufgefallen. Er steht in einer Nische an einer Weggabelung: Der Stein sieht aus wie ein versteinerter Koffer. Oben mit einem Griff und an der Seite mit Schnallen. Alles aus Stein gemeißelt. Ein Koffer als Grabstein – offensichtlich empfand sich der Mensch, der hier begraben war, nur als Durchreisender in ein anderes Leben. Auf der Vorderseite fanden sich der Name und die Daten: Dieser Grabstein erinnerte an Rudolf Clermont. Wie ich später herausfand, war er ein kreativer Innenarchitekt gewesen, der das Interieur vieler Heidelberger Kneipen gestaltet hat. Er war mit einundfünfzig Jahren an einem Herzinfarkt gestorben. Wenn man den Zeitungsartikeln glauben darf, die ich über ihn gefunden habe, dann muss er ein sehr umtriebiger Mensch gewesen sein. Und das, obwohl er jahrelang auf die Dialyse angewiesen war.

Unter Hunderten von Gräbern gefällt mir eines besonders gut – und das stellt sich ausgerechnet heraus als das Grab eines Menschen, der nierenkrank war, und den die Krankheit nicht daran gehindert hat, seine kreativen Spuren im Leben zu hinterlassen. Inklusive eines sehr besonderen Grabsteines.

Am frühen Nachmittag fuhren wir ins Pflegeheim zu meiner Mutter nach Schriesheim. Als wir an ihrem Bett saßen, hielten wir abwechselnd ihre dürren Hände. Hin und wieder flüsterte sie etwas, das sich anhörte wie: „Ich hab euch so lieb!“ Sie wirkte nicht traurig, hatte offensichtlich keine Schmerzen und auch keine Angst. War nur unendlich müde. Vor ein paar Tagen hatte sie noch an der Bettkante gesessen und die Beine baumeln lassen wie ein kleines Kind.

Nach einer Weile der Stille packte ich die Bibel aus und las. Psalm 23 in der Übersetzung der Elberfelder Bibel:

„Ein Psalm. Von David.
Der HERR ist mein Hirte, mir wird nichts mangeln.
Er lagert mich auf grünen Auen,
er führt mich zu stillen Wassern.
Er erquickt meine Seele. Er leitet mich in Pfaden
der Gerechtigkeit um seines Namens willen.
Auch wenn ich wandere im Tal des Todesschattens,
fürchte ich kein Unheil, denn du bist bei mir;
dein Stecken und dein Stab, sie trösten mich.
Du bereitest vor mir einen Tisch angesichts meiner Feinde;
du hast mein Haupt mit Öl gesalbt,
mein Becher fließt über.
Nur Güte und Gnade werden mir folgen
alle Tage meines Lebens;
und ich kehre zurück ins Haus des HERRN lebenslang."
(Psalm 23, Elberfelder Übersetzung)

Nachdem ich den Text gelesen hatte, blieben wir still sitzen. Nach einer Weile griff mein Vater nach der Bibel und blätterte ein wenig darin. Ich zeigte ihm den Psalm, den ich gelesen hatte. Der Text hatte ihn berührt.

Wir wechselten die Plätze. Ich setzte mich ans Bett, hielt die Hand meiner Mutter und streichelte über den knochigen Handrücken. Sie drückte meine Hand und öffnete ein Auge, um mich anzuschauen. Zu mehr reichte ihre Kraft heute nicht mehr.

Bei den letzten Besuchen hatte sie mir mehrmals zugeflüstert: „Ich hab dich immer lieb gehabt, auch, wenn ich es nicht so zeigen konnte."

Ich hatte ihr gesagt, dass alles gut ist und dass sie sich keine Gedanken machen soll. Aber jetzt sprach sie nicht mehr. Sie röchelte und gurgelte und schlief. Sie wurde kurzatmiger, der Puls ging schnell. Die Augen waren wieder geschlossen. Nach einer Weile verabschiedeten wir uns. Ein letzter Blick durch die geöffnete Tür. Mit ihren knochigen Armen winkte sie uns plötzlich zu. Und sie wirkte irgendwie fröhlich. – Tschüss, Mutti! Ich winkte zurück, ahnend, dass das der Abschied war. Sie würde gehen. Bald.

Nach zwei Stunden Autofahrt kamen wir am Abend wieder zu Hause an. Kurze Zeit später klingelte das Telefon. Es war mein Vater. „Mutti ist gestorben", hörte ich seine tränenerstickte Stimme.

„Es ist gut so", tröstete ich. Es ist gut. Ja, es ist gut. Sie war gegangen und wir konnten uns noch von ihr verabschieden.

Am Ostermontag fuhren wir wieder nach Schriesheim, um meinen Vater zu unterstützen. Auf der Rückfahrt nach Hause gerieten wir in den Osterverkehr. Ein wolkenbruchartiger Regen zwang uns, langsamer zu fahren. Dann riss der Himmel auf und gleißend helles Sonnenlicht brach durch die Wolken und erschuf Dutzende von kleinen und großen Regenbogen in der Gischt auf der Autobahn. Es war eine surreale Situation: Es war Ostern. Wir feierten den Tod und die Auferstehung Jesu. Wir kamen von dem Besuch bei meiner verstorbenen Mutter und wir warteten auf die Geburt unseres ersten Enkelkindes. Die vielen kleinen Regenbogen waren für uns Zeichen der Hoffnung, die über den Tod hinausgeht. Ein Zeichen für neues Leben.

Am darauffolgenden Mittwochmorgen wurden wir von einer WhatsApp-Nachricht von unserem Schwiegersohn David geweckt: „Wir sind jetzt im Krankenhaus und Johanna hat starke Wehen. Betet, dass alles gut klappt und sie die Schmerzen gut aushalten kann." Wir schrieben zurück, dass wir an sie denken und für sie beten.

Der Rest des Tages war Warten, ich zu Hause auf dem Sofa, weil ich noch Urlaub hatte, Sabine bei der Arbeit. Ein Anruf bei meinem Vater. Es ging ihm gut, er hatte lange geschlafen und klang ausgeruht. Wir vereinbarten, dass ich Samstag vorbeikomme und mit ihm zusammen die Grabstätte aussuchen würde.

Um 12.25 Uhr kam dann endlich die Nachricht, auf die wir gewartet hatten: Elise ist geboren. Mutter und Kind sind wohlauf. Nur David, der Papa, war ziemlich mitgenommen. Am Abend fuhren wir hin – wieder mal im Tiefflug über die Autobahn, wieder mal in ein Krankenhaus. Diesmal aber, um ein neues Leben zu begrüßen. Jetzt waren wir tatsächlich Omi und Opi und wir durften beide die kleine Elise zum ersten Mal auf den Arm nehmen. Ein echtes Wunder, so ein neues Leben!

Wir blieben nur eine knappe Stunde in der Klinik. Alle drei waren erschöpft von der Geburt und brauchten dringend Ruhe. Direkt um die Ecke war ein freundliches italienisches Restaurant. Nachdem wir die Getränke bestellt hatten, kam eine Mail vom Bestatter in Schriesheim. Er hatte den Text der Trauerkarte für meine Mutter aufgesetzt und bat mich um Rückmeldung. In dem Moment wurde uns beiden noch mal deutlich: Das Leben ist ein Kommen und Gehen. Unfassbar, wie nah manchmal beides beieinanderliegt.

In den nächsten Tagen machten Fotos von meiner Mutter die Runde unter unseren Kindern. Auch alte Bilder, die ich noch nie gesehen hatte. Jung, dynamisch, lustig ist sie gewesen. Die Bilder zeigten eine lebensfrohe Frau, die meist gelächelt hat. Natürlich bilden Fotos immer nur die eine Seite eines Lebens ab. Zumal früher. Fotografiert wurde bei Feiern und auf Reisen. Selten sind sie ein Abbild des echten Alltags.

Dann wurden die ersten Fotos von Elise per Internet in die Runde geschickt. Jedes Baby ist wunderschön, Elise ganz besonders. Natürlich sind wir als frischgebackene Großeltern da ganz sachlich und neutral. Papa und Mama sind jedenfalls hoffnungslos verknallt und völlig übermüdet. Die frischgebackene Omi ist immer noch aus dem Häuschen und auch der frischgebackene Uropa freut sich. Um drei Tage hat meine Mutter ihr erstes Urenkelchen verpasst.

An dem Tag, als meine Mutter beerdigt wurde, hatte mein Vater die kleine Elise zum ersten Mal auf dem Arm. Nach der Feier und dem anschließenden Kaffeetrinken traf sich die Familie in seiner Wohnung. Plötzlich war der Ort, an dem er sich in den letzten Wochen so einsam gefühlt hatte, mit Leben gefüllt. Es war schön, er genoss es, sein Urenkelchen zum ersten Mal im Arm zu halten.

Für ein paar Wochen hatte ich meine Krankheit fast vergessen. Es gab anderes, das wichtiger war. Aber als die Trauer über den Verlust und die Freude über das neue Leben langsam in die Normalität des Alltags übergingen, spielten sich auch langsam meine Nieren wieder in den Vordergrund. Ich hätte gut darauf verzichten können.

Kapitel 8

Ein schlimmer Verdacht – Krebs an der Niere?

„Befiehl dem HERRN dein Leben an und vertraue auf ihn, er wird es richtig machen."

PSALM 37,5 (HFA)

Ostern 2016 war eine kurze Auszeit von der Krankheit, weil andere Dinge im Vordergrund standen. Aber das war offenbar nur eine kurze Verschnaufpause. Bei meinem Klinikaufenthalt im Januar 2016 war ein MRT gemacht worden, das, wie ich erst später erfuhr, den Ärzten Sorgen machte. Sie hatten besonders meine rechte Niere im Blick: Hier traten gehäuft Entzündungen auf, und es gab eine Zyste an dieser Niere, die sie nicht recht einschätzen konnten. Das Gewebe zeigte Veränderungen – es hätte ein Karzinom sein können. Nach Ostern musste ich zu einem weiteren MRT nach Heidelberg fahren. Das Ergebnis verstärkte den Verdacht der Ärzte nur noch.

Krebs an der Niere hätte bedeutet, dass eine Transplantation vorerst ausgeschlossen wäre. Um den Krebs zu behandeln, wären Medikamente nötig gewesen, die das Immunsystem stärken. Dadurch wäre eine neue Niere sofort wieder abgestoßen worden. Auf der anderen Seite ist nach der Transplantation eine dauerhafte Absenkung des Immunsystems nötig. Was bedeutet, dass der Körper dann kaum noch in der Lage ist, Krebszellen effektiv zu bekämpfen.

Eine Krebsdiagnose hätte die Transplantation also um einige Zeit hinausgeschoben, um mindestens zwei Jahre, wenn nicht sogar völlig unmöglich gemacht. Wieder mal hieß es für uns: warten, hoffen und beten.

Fest stand: Eine meiner beiden Zystennieren musste auf jeden Fall entfernt werden, weil sie ein ständiger Entzündungsherd war und weil eine Krebserkrankung ausgeschlossen werden sollte.

Am 28. Juni 2016 wurde ich in der Chirurgischen Uniklinik in Heidelberg stationär aufgenommen für den Eingriff zur Entfernung der rechten Niere. Nach einem kurzen Arztgespräch und den üblichen urologischen Untersuchungen bekam ich mein Zimmer zugewiesen. Station 10, Zimmer 9 in der chirurgischen Klinik. Ein Altbau mit viel Geschichte, mit hohen Decken und breiten Treppenhäusern. Zimmer 9 war ein Fünfbettzimmer. Ich hatte gar nicht gewusst, dass es so etwas noch gibt. „You'll never walk alone" kam mir in den Sinn, die Hymne des FC Liverpool.

In einer Klinik kann es ganz gut sein, dass man nicht allein im Zimmer ist, aber mussten es gleich vier Bettnachbarn sein? Ich war skeptisch und gespannt, wie sich das Ganze entwickeln würde. Immerhin hatte ich von meinem Bett aus einen schönen Blick auf den Neckar. Ich war eindeutig der Zimmerälteste. Alle anderen waren deutlich jünger als ich. Der Kollege von Gegenüber begrüßte mich mit den Worten: „Nierenoperation? Die sagen, das tut nicht weh, aber die lügen. Das sind solche Schmerzen, das glaubst du einfach nicht." Und er stöhnte laut, fasste sich an die Nieren und krümmte sich, um den Schmerz möglichst anschaulich darzustellen. Bis heute bin ich nicht sicher, ob seine Schmerzen echt waren oder ob er sich so nur ein paar Morphium-Einheiten zusätzlich erschnorren wollte. Auf jeden Fall war das nun wirklich keine ermutigende Begegnung.

Tagsüber waren wir meist mehr als fünf. Besuch war eigentlich fast immer im Zimmer. Die Freundin, die Geschwister, die Eltern. Am Tag war ein reges Kommen und Gehen, es wurde viel geredet und manchmal auch laut gelacht. Nachts dagegen hörte man nicht selten ein leises Wimmern aus einem der Betten. Hier musste jeder mit seiner eigenen Krankheitsgeschichte selbst fertigwerden. Auch ich hatte meine inneren Kämpfe. Von der Operation und der nachfolgenden Gewebeprobe hing so viel ab. Ich schlief unruhig und machte mir Sorgen. Das Einzige, was ich für meine Zimmerkollegen tun konnte, war still für sie zu beten. Für tröstende Gespräche fehlte mir schlicht die Kraft.

Am nächsten Vormittag machte ich mich auf die Suche nach der Klinikkapelle. Gefunden habe ich sie im Stockwerk über uns. Ich hatte die Hoffnung, hier ein ruhiges Plätzchen zu finden, um mit mir, meinen Ängsten und vor allem mit Gott ein wenig allein sein zu können. Es hätte so schön sein können, war es aber nicht.

Ich habe keine Ahnung, wer diese Kapelle geplant und gebaut hat, aber es war sicher niemand, der die Bedürfnisse der Patienten einer chirurgischen Klinik im Blick hatte: In dem Raum standen harte Holzbänke ohne Rückenlehnen und in der Ecke der Kapelle hing ein zerfetzter Jesus am Kreuz. Das war alles andere als einladend. Beim Anblick der Jesusfigur musste ich unwillkürlich lächeln: Klar, wir sind ja hier auch in einer chirurgischen Klinik. Wahrscheinlich sah dieser Jesus deshalb so aus, als hätten sich gerade Medizinstudenten an ihm versucht. Was soll man auch anderes erwarten? Bänke, auf denen kaum ein Gesunder sitzen kann, geschweige denn ein frisch operierter Patient, und ein Kreuz, an dem ein Jesus hängt, der so aussieht, als sei hier ein chirurgischer Eingriff deutlich schiefgegangen. Künftig habe ich diesen Ort gemieden. Der Trost und die Ruhe, die ich gesucht habe, waren hier nicht zu finden.

Eines der Betten in unserem Fünfbettzimmer war am nächsten Vormittag frei geworden. Am Nachmittag checkte ein neuer Patient ein. Er hatte offensichtlich schon viel Erfahrung mit dem Klinikalltag. In seinem Schrank verstaute er seine Sachen. Dann holte er verschiedene Beutel und Schläuche aus seiner Tasche. Er hängte sie an Halterungen über seinem Bett und an die Seite. So ganz nebenbei erzählte er seine Krankengeschichte: Er hatte Krebs an der Niere. Einige Operationen hatte er schon hinter sich. Dabei war ihm unter anderem der Darm entfernt worden. Essen konnte er also noch, aber verdauen nicht mehr. Dazu hatte er einen künstlichen Ausgang, mit einem entsprechenden Beutel.

Er war ein fröhlicher Mensch, braun gebrannt und drahtig. Aber eben todkrank, was man ihm wirklich nicht ansah. Es war seltsam zu beobachten, mit welcher Ruhe und Souveränität er mit seinen medizinischen Hilfsmitteln umging. Er hatte nicht mehr lange zu leben und er wusste das. Und ich? Was hatte ich eigentlich für einen Grund zu jammern? In einer Klinik relativiert sich vieles. Die Perspektiven verschieben sich. Die Begegnung mit ihm hat mich bewegt und meine Gedanken habe ich am selben Abend noch aufgeschrieben.

„Ich dachte, mir geht's schlecht.
Er kam heute Mittag dazu.
OP am Nachmittag.
Braun gebrannt und drahtig.
Er pfeift La Paloma,
als er seinen Spind einräumt,
Klamotten für 2 Nächte.
Mit der Vespa ist er hergekommen.
Er legt den Schmuck ab,

bereitet sich auf die OP vor.
Nur ein kleiner Eingriff.
Eine Spiegelung.
Er sortiert seine Medikamente.
Erklärt den Schwestern
seine Zugänge und Katheter,
die er von zu Hause mitgebracht hat.
Anfang 60 und das Ende vor Augen.
„Ich hoffe, meine Frau kommt alleine klar. Das macht mir am meisten Sorgen."
Krebs an der Niere,
Darm schon weg.
6 Liter Infusion jede Nacht.
Den Tod vor Augen.
Ein Bett weiter.
Summt La Paloma
Und lässt das Leben langsam los.
....
Und ich?
Dachte, mir geht's schlecht."
(4. Juli 2016, 21.26 Uhr)

Ich war froh, dass ich mein Losungsbuch mit Bibelversen eingepackt hatte, das mir an diesem Tag Worte von Friedrich Christoph Oetinger mit auf den Weg gegeben hatte:

> *„Sei uns nahe, o Jesu. Mache uns frei von Furcht und Zweifel. Leite uns nach deinem Rat; gib uns schon hier den Frieden, den uns kein anderer geben kann, den Frieden, der aus deiner unsichtbaren Gegenwart kommt."*[15]

Wieder solche Sätze, bei denen ich gespürt habe: Dieser Mensch weiß, wovon er spricht. Furcht und Zweifel sind im

Krankenhaus alltägliche Begleiter. Auch, wenn hier alles getan wird, damit der Körper gesund wird: Der innere Friede eines Menschen ist kein Thema in Arztbriefen und bei der Diagnosestellung. Dafür ist jeder selbst verantwortlich. Für diesen Tag habe ich beschlossen, das mit „Gottes unsichtbarer Gegenwart" ernst zu nehmen. Auf jeden Fall konnte ich in dieser Nacht einigermaßen gut schlafen. Das war ja auch schon mal etwas.

Der nächste Tag startete mit dem kliniküblichen spartanischen Frühstück, aber auch mit einer phänomenalen Aussicht auf den Neckar. Zwischen der Klinik und dem Neckarufer hatte man eine Reihe flacher Bungalows auf den Rasen gesetzt. Jeder mit einer eigenen Terrasse und einem kleinen Stück Garten. Hier sah man hin und wieder Menschen im Pyjama und Bademantel sitzen. Ein Glas in der Hand, manche mit einer Zigarette im Mundwinkel. Das war die Abteilung der „Selbstzahler": Reiche Menschen, viele davon aus dem Ausland, die hier von renommierten Fachleuten für viel Geld behandelt werden wollten. Ich bin sicher, deren Frühstück war opulenter als meines. Aber was macht das schon aus im Angesicht von Krankheit, Leid und Tod? Da ist es völlig egal, ob ich mit einem Full English Breakfast in den Tag starte oder mit einem weichen Aufbackbrötchen, einem Minipack Butter und etwas Marmelade. Für beides kann man dankbar sein – wenn man will. Und eine Chefarztbehandlung hatte ich auch als Kassenpatient im Fünfbettzimmer. Aber nicht, weil ich dafür extra bezahlte, sondern weil ich offensichtlich eine spannende Herausforderung für Chirurgen und Nephrologen war. Ein Zystennierenpatient, der von seiner Frau trotz unterschiedlicher Blutgruppen eine Niere gespendet bekommen sollte, war wohl kein Routinefall. Ich hatte den Eindruck, dass ich etwas Besonderes war, aber ehrlich gesagt hätte ich gerne darauf verzichtet.

Nach dem Frühstück und dem üblichen Prozedere mit Blutdruckmessen, Blutabnahme, Gewicht und Temperatur checken ging es am Vormittag an die Vorbereitung der Operation. Die Entfernung einer Niere, eine sogenannte Nephrektomie bei einem Zystennierenpatienten ist auch für erfahrene Chirurgen eine Herausforderung. Bei mir musste eine männerkopfgroße Zystenniere mit etwa dreieinhalb Kilo Gewicht so aus dem Körper entfernt werden, dass dabei keine anderen Organe in Mitleidenschaft gezogen wurden.

Zystennieren haben die Eigenschaft, dass sie sich so im Körper verbreiten, dass sie auch schon mal um andere Organe herumwachsen. Außerdem wachsen sie großflächig mit anderem Gewebe zusammen. Das macht es natürlich sehr schwer, sie zu entfernen. Deshalb schauten die Ärzte sich das vorher gründlich an, damit sie während der Operation keine unangenehme Überraschung erlebten. Ich musste wieder einmal in die Röhr – ins MRT. Für viele Menschen ist es eine Horrorvorstellung, in der engen Röhre für mehrere Minuten eingeschlossen zu sein. Die Metallwand direkt vor der Nasenspitze. Vor allem für Menschen, die unter Platzangst leiden, ist eine solche Aktion jedes Mal eine große Herausforderung. Ich war durch die monatelangen Schmerzen schon so gleichgültig geworden, dass ich jeden Respekt vor einem Aufenthalt in dem Riesenmagneten verloren hatte.

„Macht mit mir, was ihr wollt, Hauptsache es geht mir danach besser“, war meine Devise. Das MRT empfing mich mit der üblichen Geräuschkulisse. Nur einmal habe ich während der Behandlung kurz die Augen aufgemacht, dann habe ich mich wieder an einen Nordseestrand geträumt, was auch weitgehend geklappt hat. Einatmen, Luft anhalten, ausatmen. Um mich herum ein tiefes Donnern … und ich war kurz davor zu hyperventilieren, weil sich das mit dem Einatmen, Luft anhalten und Ausatmen minutenlang hingezogen hat. Knapp zwanzig Minuten hatte diese Untersuchung gedauert und trotz meines kurzen Traumurlaubs am Nordseestrand lief mir am Ende der Schweiß. Auch das Verdrängenkönnen hat seine Grenzen.

Danach musste ich zum Ultraschall. Ein erfahrener Arzt schaute sich meine Zystennieren an. Ein jüngerer Arzt – vielleicht noch ein Student – war mit im Raum. „Jetzt schauen Sie sich das mal an, was denken Sie, was das ist?", wurde der junge Arzt gefragt. Innerlich verdrehte ich die Augen. Nein, ich wollte nicht schon wieder als Schulungsobjekt für angehende Mediziner herhalten. „Boah, ist das groß, was ist das denn? Zystennieren? Nee, unfassbar! Die sind so groß, die hören ja gar nicht mehr auf!" Begeisterung bei dem jungen Mediziner. So etwas hatte er offensichtlich noch nie gesehen. Schön, dachte ich – ein Aha-Erlebnis bei einem Arzt und ich durfte mit dabei sein – in der ersten Reihe sozusagen. Der erfahrenere Arzt fuhr mit dem Kopf des Ultraschallgerätes immer wieder fest über meine Zystennieren, wie ein Skifahrer über eine Buckelpiste, nur dass es keine Schneebuckel waren, sondern Zysten. Meine Zysten!

Natürlich habe ich das gespürt und ich hatte Angst, dass bei der Prozedur wieder eine Zyste platzen konnte. Etwas seltsam war es schon, immer wieder als Studienobjekt für junge Mediziner zu dienen. Im Laufe der Zeit habe ich mich ein wenig daran gewöhnt. Und schließlich hilft es ja auch, wenn mehr Ärzte wissen, was Zystennieren sind und wie sie aussehen. Überrascht habe ich während meiner Krankenhausbesuche immer wieder feststellen müssen, dass die Krankheit nicht wirklich bekannt ist. Und das, obwohl bis zu achtzigtausend Menschen in Deutschland davon betroffen sind.

Nachdem alle Untersuchungen so weit durch waren und ich zurück auf mein Zimmer konnte, habe ich mir meine Joggingschuhe angezogen, den Kopfhörer aufgesetzt und bin an der frischen Luft eine große Runde spazieren gegangen. Spaziert, weil Joggen für Menschen mit kiloschweren Zystennieren keine gute Idee ist. An der Neckarwiese entlang mit dem Blick aufs Heidelberger Schloss. Ein bisschen normales Leben schnuppern statt Krankenhausluft. Mehr als sechzehntausend Schritte, rund zwölf Kilometer waren es an diesem Tag. Mir war klar, dass sich mein Radius nach der Operation in den nächsten Tagen deutlich verkleinern würde. Bevor ich ans Bett gefesselt war, wollte ich unbedingt noch frische Luft genießen. Während meiner ganzen Klinikzeit war ich immer unterwegs. Sobald es irgendwie ging, war ich draußen. Das war der Ort, wo ich durchatmen konnte, wo ich Ruhe hatte, wo ich nachdenken konnte und Zeit mit Gott verbringen. Viel besser als in der Klinikkapelle der Chirurgie.

Im Foyer der Klinik lief am Abend auf einem großen Flachbildschirm eines der Spiele der Fußball-Europameisterschaften. Ich glaube, es war Polen gegen Portugal. Interessiert hat mich das nicht wirklich, aber ich habe die leicht surreale Szene im Eingangsbereich der Klinik genossen. Menschen in Jogginganzügen mit Badelatschen an den Füßen saßen auf den Stühlen im Wartebereich und verfolgten gebannt das Spiel auf dem großen Bildschirm. Hier und da ragte ein Infusionsständer in die Höhe, an dem ein Beutel befestigt war. Fußball verbindet, auch im Klinikalltag.

Kapitel 9

Die erste Operation – und warten auf gute Nachrichten

„Der Glaube ist der tragende Grund für das, was man hofft: Im Vertrauen zeigt sich jetzt schon, was man noch nicht sieht."

HEBRÄER 11,1 (HFA)

Für den 29. Juni 2016 war mein Operationstermin angesetzt. Am Morgen las ich die Bibel, und Verse aus dem Buch der Klagelieder sprachen mich besonders an:

„Die Huld des HERRN ist nicht erschöpft,
sein Erbarmen ist nicht zu Ende. Neu ist es an jedem Morgen;
groß ist deine Treue. Mein Anteil ist der HERR,
sagt meine Seele, darum harre ich auf ihn."
Klagelieder 3,22-24 (EÜ)

Aus den Klageliedern – wie passend. Wie es meiner Seele ging, das war schon länger ein Thema für mich. Um meinen Körper kümmerten sich die Ärzte, Schwestern und Pfleger. Aber für meine Seele musste ich selbst sorgen. Gott sei Dank finden sich auch in der Bibel Menschen, deren Leben Tiefen und Höhen kannte. Die Bibelstelle aus den Klageliedern passte klar auf meine aktuelle Situation. Es tat gut, zu wissen, dass Gott treu ist und dass ich nicht allein war – bei allem, was da auf mich zukam.

Wie üblich verzögerte sich der Termin für den Eingriff immer wieder. Bei mir stellte sich langsam ein mulmiges Gefühl ein. Gegen Mittag war es dann endlich so weit. „Herr Loß, es geht los!"

Und ab ging es quer durch die Flure, im Aufzug ein paar Stockwerke tiefer. Auf dem Weg zum OP war noch Zeit für einen kleinen Small Talk mit dem Pfleger. Begeistert erzählte er von seinem Garten und davon, dass er bald in den Ruhestand gehen würde. Er war mit seinen Gedanken schon bei seinem Gärtchen ... Mir gingen gerade ganz andere Dinge durch den Kopf.

Klinikalltag heißt auch: Zwei Welten treffen aufeinander. Was für den einen tägliche Routine ist, nämlich Patienten in den OP zu bringen, ist für den anderen, in dem Fall für mich, eine besonders herausfordernde Situation. Er wird heute Abend in seinem Garten sitzen, ich werde auf der Aufwachstation liegen. Mit einer großen Narbe und einer Niere weniger.

Die Anästhesistin fragte mich nach meinem Namen und danach, welche Niere entfernt werden sollte. Eine Sicherheitsmaßnahme im Klinikbetrieb. Ich erzählte ihr davon, dass meine Frau mir eine Niere spenden wolle, und merkte plötzlich, wie sehr mich das innerlich bewegte ... Mir kamen die Tränen und ich konnte kaum noch sprechen. Die Anästhesistin freute sich mit mir, wünschte uns alles Gute für die Transplantation und machte ihre Arbeit routiniert weiter. Das war gut so. Schließlich wollte ich ja nicht während der OP aufwachen. Das sollten die Ärzte schön alles in Ruhe machen, während ich ganz woanders war. Ich sollte nur kurz bis zehn zählen: 1 – 2 – 3 – 4 – 5 – 6 -------- Und danach war nichts. Dunkel, schwarz, Filmriss. Die Narkose funktionierte optimal.

Auf der Überwachungsstation kam ich mitten in der Nacht wieder zu mir. Ich hatte ein seltsames Gefühl im Bauch. Es war kalt und ich fror. Schläuche ragten aus meinem Körper und verschiedene Beutel füllten sich mit unterschiedlich farbigen Flüssigkeiten. Ich war zu erschöpft, um mir irgendwelche Gedanken zu machen. Ich war nur froh, dass es vorbei war. Sobald ich erste Regungen zeigte, wurde ich im Morgengrauen wieder auf mein Zimmer verlegt. Der Rest des Tages bestand aus Essen und Schlafen – vor allem Schlafen. Am Tag darauf besuchte mich eine junge Frau im grünen OP-Kittel. Dunkle Haut, zierlich und sehr nett. Sie hatte mich operiert und sie wollte sehen, wie es mir ging. Sie hätte ziemlich viel Arbeit mit meiner Niere gehabt, erzählte sie. Die Niere war so groß wie ein Männerkopf und wog stattliche dreieinhalb Kilo. Die OP hatte lange gedauert, aber es sei alles okay. Die Niere war raus. Der Schnitt an meiner rechten Seite ließ ahnen, was für eine Schwerstarbeit sie zu verrichten hatte. Eine fünfundzwanzig Zentimeter lange Narbe ist mir als Erinnerung von dieser Operation geblieben.

Schon am ersten Tag nach dem Eingriff bekam ich Besuch vom Physiotherapeuten. Er sollte mich in Bewegung bringen, und das tat er auch, trotz meiner Proteste. Raus aus dem Bett und ein paar Schritte gehen. Widerstand war zwecklos – Jammern auch. Trotz der Schläuche, die immer noch an mir dranhingen, musste ich aus dem Bett und ein paar Schritte laufen, damit mein Kreislauf wieder in die Gänge kam. Der Therapeut brachte ein großes Laufgerät mit, die Luxusversion eines Rollators, sehr stabil und ausreichend breit für mich und meine vielen Beutel und Schläuche. Beim Aufstehen hatte ich das Gefühl, dass meine Innereien in Bewegung kamen. Der Raum, den die Niere eingenommen hatte, war ja jetzt leer. Ich spürte, wie sich alles neu sortierte, und ich versuchte, nicht länger darüber nachzudenken. Aber seltsam war es schon. Wie soll man auch seine innere Mitte finden, wenn plötzlich in der rechten Körperhälfte eine männerkopfgroße Niere fehlt?!

Ich habe es tatsächlich geschafft, mit der Unterstützung des Therapeuten aufzustehen und ein paar Schritte zu laufen. Ich schaffte es sogar bis zum Balkon an der Stirnseite der Station und konnte ein wenig frische Luft schnappen. Und dann ging es vorsichtig zurück ins Zimmer. Was war ich erleichtert, dass ich den kleinen Ausflug geschafft hatte, ohne auf einen der Schläuche zu treten! Schlapp und müde von dem kurzen Ausflug sank ich wieder ins Bett. Das war genug Work-out für Tag eins nach der Operation.

Nach allem, was die Ärzte mir sagten, waren sie zufrieden mit dem Verlauf der Operation. Jetzt hieß es warten auf die Ergebnisse der Untersuchungen an meiner Niere. War es tatsächlich ein Karzinom, oder nur eine ungewöhnlich aussehende Zyste gewesen? Es sollte noch ein paar Tage dauern bis zum endgültigen Befund. Nach der Entfernung der Niere war jetzt meine größte Hoffnung, dass die Leistung der verbliebenen Niere ausreichen würde und dass ich nicht an die Dialyse musste.

Am 5. Juli, also eine knappe Woche nach der OP, schrieb ich ein Update in meinem Blog, der meinen damaligen Gemütszustand gut beschreibt:

„5. Juli 2016, 15.58 Uhr

Hallo ihr Lieben, hier ein Update: Nierenwerte sind einigermaßen stabil. Die Wunde zwickt schon noch, wird aber von Tag zu Tag besser. Aber mit den schlechten Nierenwerten habe ich meine Mühe. Ab und zu habe ich so was wie Tagträume/Halluzinationen, wo alles durcheinandergeht. Das macht echt Angst. Vorhin habe ich so tief geschlafen, dass ich Mühe hatte, überhaupt aufzuwachen. Man merkt schon deutlich, dass da Gift im Körper unterwegs ist. Bin aktuell unsicher, ob Dialyse vorübergehend nicht doch eine Option wäre.

Viel wichtiger ist die Frage, ob die Gewebeprobe okay ist oder nicht. Das Ergebnis kommt wohl nächste Woche. Daran hängt die Frage, ob transplantiert werden kann oder ob wir noch warten müssen.

Lasst euch keine Angst machen. Wir sind alle in Gottes Hand. Aber spannend ist das gerade schon.

Grüße vom ungeduldigen Patienten :-) Stefan"

Der Stationsarzt machte mir zwar Hoffnung, dass es auch ohne Dialyse gehen könnte, aber als ich die Werte sah, war mir klar, dass das ein frommer Wunsch bleiben würde. Sechs Prozent Nierenfunktion bei der verbliebenen Niere waren einfach zu wenig. Mein Körper würde sich langsam vergiften. Es gab also realistisch gesehen keine Alternative zur Dialyse. Die Frage war nur, wie lange ich an der Dialyse würde bleiben müssen. Wenn die Ergebnisse der Gewebeprobe in Ordnung wären, ich also keine Krebszellen an der Niere hatte, stünde einer Transplantation nichts mehr im Weg. Wenn doch, wäre ich für die nächsten Jahre auf die Dialyse angewiesen und eine Transplantation würde in weite Ferne rücken.

Während ich auf die Ergebnisse wartete, versuchte ich, positiv zu bleiben. Das fiel mir nicht leicht, denn es gab einfach sehr viele Fragen, die offen waren. Fragen, die einen wesentlichen Einfluss auf mein weiteres Leben haben würden: Wird eine Transplantation möglich sein? Wie würde ich die Dialyse vertragen? Werde ich wieder arbeiten können? Diese und viele andere Fragen gingen mir durch den Kopf. Im Moment konnte ich nichts tun außer warten und hoffen. Ich musste lernen, mit dieser Unsicherheit irgendwie klarzukommen.

In dieser Situation waren es gerade die kleinen Dinge, die Fingerzeige von anderen Menschen und von Gott, die eine große Bedeutung für mich bekamen. Allein das Wissen, da denkt jemand gerade an mich, tat unendlich gut.

Noch in der Nacht der Operation hatte meine älteste Tochter mir ein Foto von meiner Enkelin Elise per Handy geschickt. Die Kleine hielt ein Schild in der Hand, auf dem geschrieben stand: „Erhol dich gut, Opi. Ich hab dich lieb!"

Johanna hatte schon immer ein gutes Gefühl für den richtigen Moment und für einfühlsame Worte in schwierigen Situationen. Empathie ist schon immer eine ihrer ganz großen Stärken gewesen. Und ich war unendlich froh für diesen kleinen Fingerzeig von Elise.

Per WhatsApp war ich die gesamte Zeit über mit meiner Frau, den Kindern und ein paar Freunden in Verbindung. Eine liebe Kollegin, mit der mich schon lange viel verbindet, auch wenn wir längst nicht mehr zusammenarbeiten, schickte mir immer wieder aufmunternde Texte und Bilder. Sie hat eine behinderte Tochter und musste viele Lebensfragen für sich selbst neu durchbuchstabieren. Freunde nahmen Anteil an meiner Geschichte, beteten für mich und schickten mir Nachrichten. Leider waren die hundertfünfzig Kilometer von Aßlar nach Heidelberg zu weit für einen spontanen Krankenhausbesuch.

Aber hin und wieder wurde ich doch überrascht. In der zweiten Woche nach der OP kam Ramon vorbei, ein Freund aus unserer Gemeinde in Wetzlar. Er war beruflich viel unterwegs und meldete sich per Handy von einer Dienstreise auf der A5. Er sei gerade in der Gegend unterwegs und fragte nach, ob er vorbeikommen könnte. Ich freute mich riesig über seinen Anruf und den Besuch. Ich wartete immer noch sehnlichst auf die Laborergebnisse und war froh über jede Ablenkung. Ramon war mir in den letzten Monaten ein lieber Freund geworden. Der große Spanier mit den starken Schultern war eine beeindruckende Erscheinung – noch dazu in Anzug und Krawatte in einem Krankenzimmer. Wir gingen auf den Balkon am Ende des Stationsflures, um uns ein wenig zu unterhalten. Von dort aus sahen wir, dass ein Ärzteteam aus der Nephrologie zu Fuß unterwegs war in Richtung Chirurgie. Vielleicht wollten sie mir gerade jetzt die Laborergebnisse mitteilen? Kurze Zeit später ging tatsächlich die Tür auf. Die beiden Ärzte kamen ins Zimmer. Sie wirkten entspannt und teilten mir mit, dass die Laborergebnisse negativ waren. Das hieß: kein Krebs an der Niere.

Im ersten Moment war ich sprachlos vor Glück. Dann bat ich die Ärzte, das noch mal zu sagen, weil ich es kaum glauben konnte. Mein Kommentar war ein lautes Halleluja, das die Ärzte mit einem breiten Grinsen zur Kenntnis nahmen. Kein Krebs an der Niere, eine Transplantation war also jederzeit möglich! Ich war einfach happy. Ramon auch.

Nachdem die Ärzte das Zimmer wieder verlassen hatten, brach sein spanisches Temperament durch. Laut, an alle im Raum – Mitpatienten und Besucher – gewandt sagte er. „Leute, das ist so cool, ich freu mich so für Stefan und ich will jetzt einfach laut für ihn beten. Ich hoffe, das ist okay.“ Und so sprach mein spanischer Freund ein lautes Dankgebet für mich im Krankenzimmer. Das war ein sehr emotionaler Moment, der mich mit tiefer Freude und Dankbarkeit erfüllte. Und Ramon hatte dem Ganzen noch die Krone aufgesetzt. Das werde ich nie vergessen. Ich glaube, gerade, wenn das eigene Leben herausfordernd ist, sind es solche Situationen, die sich richtig in der Seele einbrennen. Das war einfach himmlisch. Danke Ramon, danke Gott!

In den nächsten Tagen war mein Bewegungsspielraum deutlich eingeschränkt. Auf dem Flur hin und her laufen war das Einzige, was möglich war. Spaziergänge waren aktuell keine Option für mich. Jeden Tag gab es neue Laborwerte, und die wurden immer eindeutiger: Meine verbliebene Niere würde es allein nicht schaffen.

Das bedeutete, dass mein Körper sich langsam vergiftete. Es führte also kein Weg mehr an der Dialyse vorbei. Zur Vorbereitung wurde mir ein Vorhofkatheter in die Brust gelegt, ein sogenannter Demerskatheter. Eine Operation mit örtlicher Betäubung. Im Operationssaal bekam ich ein grünes Tuch vor die Augen gehängt, musste mich auf die Seite legen, und schon begann der Eingriff. Der Chirurg machte einen kleinen Schnitt auf der linken Seite der Brust und begann damit, einen langen Schlauch in den Körper zu schieben, knapp oberhalb des Herzens. Er schob und schob und schob. Schmerzen hatte ich keine, aber es war ein extrem unangenehmes Gefühl, und ich wollte schon laut STOPP rufen, als er dann mit seinem Schlauch doch dort angekommen war, wo er hinwollte. Ich war schweißgebadet, als man mich aufs Zimmer zurückbrachte. Dialyse, jetzt kannst du kommen, dachte ich zerknirscht. Das hatte funktioniert, der Katheter saß und ich sollte am nächsten Tag andialysiert werden.

Dazu wurde ich in die Nierenklinik verlegt. Adieu, Fünfbettzimmer! Willkommen Doppelzimmer in der Nierenklinik! Ich machte es mir in dem neuen Zimmer bequem und genoss die Ruhe. Zum Glück konnte ich gut schlafen. Mitten in der Nacht klingelte mein Zimmernachbar dann nach der Schwester. Sie kam und kümmerte sich um ihn. Schläfrig, wie ich war, wurde ich kaum richtig wach.

Zufällig warf sie einen Blick zu mir und meinte erschreckt: „Herr Loß, was ist denn das, Sie bluten ja!"

Ich fasste mir an die Brust und merkte, dass mein weißes T-Shirt klatschnass von Blut war. Die Naht von der Katheter-OP war aufgegangen und blutete vor sich hin. Nach einigen Minuten kam der diensthabende Arzt zu mir ans Bett Er sah sich die Bescherung an und meinte trocken: „Oh, da muss ich nähen. Ich bin eigentlich Internist, das habe ich schon länger nicht mehr gemacht, aber ich probiere es einfach mal."

Plötzlich war ich hellwach. Ich finde es grundsätzlich gut, wenn Ärzte auch mal ganz ehrlich zugeben, wenn sie etwas nicht wissen oder nicht richtig in Übung sind. In diesem Fall wäre es mir, ehrlich gesagt, lieber gewesen, der Arzt hätte schweigend seine Arbeit gemacht. Später habe ich in meinem Blog von diesem Erlebnis geschrieben. Dass mir mein Humor noch nicht abhandengekommen war, merkt man spätestens an dem Hashtag, mit dem ich den Bericht versehen habe: #vertraumirichbinarzt.

Für den Rest der Nacht lag ein Sandsäckchen auf meiner Brust. Ich sollte still auf dem Rücken liegen bleiben und mich in den nächsten fünf Stunden möglichst nicht bewegen. Zum Glück hielt die provisorische Naht und die Wunde verheilte.

Schon am nächsten Tag wurde mein neuer Katheter zum ersten Mal in Betrieb genommen. Es war der 8. Juli 2016 und meine erste Sitzung an der Dialyse. Zum Einstieg war ich nur dreieinhalb Stunden an die Maschine angeschlossen. Später waren es dann jeweils fünf Stunden, dreimal in der Woche. Das, was ich eigentlich unbedingt vermeiden wollte, war jetzt eingetreten: Ich war Dialysepatient.

Meine Hoffnung war immer noch, dass das nur ein vorübergehender Status sein würde. Ich rechnete mit maximal drei Monaten bis zur Transplantation. Ich war und blieb ein Optimist. Am 13. Juli war ich wieder zu Hause. Gerade rechtzeitig, um bei der Segnung der kleinen Elise mit dabei zu sein.

Kapitel 10

Die Frage nach dem „WARUM“

„Nur durch seine unverdiente Güte seid ihr vom Tod gerettet worden. Das ist geschehen, weil ihr an Jesus Christus glaubt. Es ist ein Geschenk Gottes und nicht euer eigenes Werk. Durch eigene Leistungen kann ein Mensch nichts dazu beitragen. Deshalb kann sich niemand etwas auf seine guten Taten einbilden.“

EPHESER 2,8+9 (HFA)

„Warum ausgerechnet ich?“ Natürlich habe ich mir diese Frage auch gestellt, warum gerade ich diese Krankheit haben muss. Das Fragen wird uns ja schon sozusagen in die Wiege gelegt. Wissenschaftler haben festgestellt, dass dreijährige Kinder im Schnitt fast dreihundert Fragen pro Tag stellen. Sehr oft fangen diese Fragen mit dem Wort „Warum“ an. Kinder können Erwachsene mit dieser Frage schier um den Verstand bringen. Kindern muss man es nachsehen, dass sie die Warum-Frage in einem bestimmten Alter so permanent stellen. Sie wollen die Welt verstehen und vor allem die Zusammenhänge. Gute Sache.

Aber bei erwachsenen Menschen führt die Warum-Frage so gut wie nie zum Ziel. Im Gegenteil, sie kann Menschen sogar schweren Schaden zufügen. Dann zum Beispiel, wenn schicksalshafte Ereignisse und schwere Krankheiten auf das einfache Ursache-Wirkung-Muster reduziert werden.

Natürlich suchen wir nach Erklärungen, wenn jemand schwer krank geworden ist. Manche Krankheiten machen es uns leicht, eine Ursache zu erkennen. Man muss nur einmal aufmerksam die aufklärenden Infos auf den Zigarettenpackungen lesen und man lernt: Wer raucht, hat ein erhöhtes Risiko, an Krebs zu sterben, impotent zu werden oder riskiert schwere Gefäßkrankheiten. Ähnlich ist es beim Alkohol: Wer zu viel Alkohol trinkt, riskiert einen Leberschaden. Wer übergewichtig ist und nichts für seine Fitness tut, der muss in zunehmendem Alter mit Herz-Kreislauf-Problemen rechnen.

Bei anderen Krankheiten ist das schon deutlich schwieriger. Gegen meine Zystennieren hätte ich nichts tun können. Wirksame Medikamente gibt es nicht, und andere Therapien können allenfalls die schlimmsten Auswirkungen erträglich machen. Das Prinzip Ursache-Wirkung funktioniert also bei Zystennieren nicht. Trotzdem habe ich nach meiner Diagnose die Frage nach dem „Warum“ immer wieder gestellt. Aber ich habe das nicht mich selbst gefragt, sondern ich habe Gott gefragt: „Warum trifft es gerade mich?“ Oft mit geballten Fäusten bei ausgedehnten Spaziergängen im Wald. Wenn ich sicher war, dass kein Mensch in der Nähe war, habe ich Gott auch schon mal angebrüllt und ich habe vor Wut und vor Selbstmitleid geheult. Eine Antwort auf meine Frage nach dem Warum habe ich trotzdem nie bekommen.

Warum musste mich eine solche Krankheit erwischen? Schließlich gibt es doch viele Versprechen in der Bibel, die darauf hindeuten, dass Gott seine Leute besonders beschützt und sie vor Übel und vor Krankheit bewahrt. Verse, die ich immer für mich in Anspruch genommen habe. Zum Beispiel diesen:

„Denn Gott wird dir seine Engel schicken, um dich zu beschützen, wohin du auch gehst. Sie werden dich auf Händen tragen, und du wirst dich nicht einmal an einem Stein stoßen! Löwen

werden dir nichts anhaben, auf Schlangen trittst du ohne Gefahr." Psalm 91,11-13 (Hfa)

Diese Bibelstelle habe ich oft vor und während meiner akuten Krankheitsphase gelesen. Ich habe das für mich in Anspruch genommen und ich habe mich gefragt, warum dieser Vers für mich offensichtlich nicht galt. Früher hatte ich gedacht, das wäre so etwas wie eine Lebensversicherung für fromme Menschen. Aber spätestens, als ich an der Dialyse war, musste ich ehrlich zugeben, dass ich diesen Vers entweder völlig missverstanden hatte, oder dass er einfach nicht stimmte. Er wirkte auf mich eher wie ein billiger Trost, ein Vers, den man sich über die Haustür hängt oder an den Kamin. Aber für mich war das kein Vers, mit dem es sich leben ließ, als Schmerz und Krankheit in mein Leben einbrachen.

Ich habe während meiner Krankheitszeit für mich beten lassen, auch von Christen, die einen Heilungsdienst angeboten haben. Dort wurde ich gefragt, ob ich mir meine Nierenerkrankung irgendwie erklären könnte. Ob es irgendetwas in meinem Leben gibt, das diese Krankheit vielleicht verursacht haben könnte. Etwas, das mir sozusagen an die Nieren gegangen ist, irgendeine Schuld, die noch nicht vergeben ist. Mich hat diese Frage zuerst nachdenklich gemacht und auch ein wenig verunsichert. Sollte ich tatsächlich eine Mitschuld an meiner Krankheit haben? Falls ja – was hatte ich falsch gemacht?

Hand aufs Herz: Wenn das Schicksal jeden von uns so behandeln würde, wie wir es verdient haben, wer von uns hätte dann überhaupt noch ein Recht darauf, gesund zu sein?

Ich habe wirklich ein gutes Leben und viele Gründe, Gott von Herzen dankbar zu sein. Natürlich habe ich mir immer mal wieder die Frage gestellt: „Habe ich das irgendwie verdient?" Habe ich ein Recht darauf, dass es mir so gut geht?

Meine Antwort war klar: Nein! Ich habe kein Recht auf ein gutes Leben. Wie sollte ich so etwas auch verdient haben?

Ich bin behütet aufgewachsen, habe die Schule überstanden, studiert und einen Traumjob gefunden, der mich um die halbe Welt geführt hat. Seit fünfunddreißig Jahren bin ich mit einer wunderbaren Frau an meiner Seite unterwegs, die mich durch alle Höhen und Tiefen des Lebens begleitet. Wir haben drei wunderbare Kinder, mit denen wir eine intensive gemeinsame Zeit erlebt haben und die wir jetzt aus der Ferne weiter begleiten können, und inzwischen zwei genauso wunderbare Enkelkinder. Für mich ist es reine Gnade, dass ich so leben darf. Verdient habe ich mir das sicher nicht.

Seit fast dreißig Jahren arbeite ich als Redakteur, Produzent, Autor und Moderator. Ich war viel auf Reisen, habe unzählige Interviews gemacht, mit Menschen, die zugelassen haben, dass ich ihnen mit meinen Fragen nahekam. Die meisten dieser Menschen hatten Schweres hinter sich. Es waren Menschen dabei, die Trennung, Zerbruch und Pleiten in ihrem Leben durchgemacht hatten. Ein Mörder, eine Ex-Domina, Manager, Musiker und ehemals erfolgreiche Geschäftsleute. Jeder dieser Menschen hatte seine eigene Geschichte, und immer waren es Geschichten mit Gott. Er hat diese Menschen getröstet, geliebt und ihnen neue Lebensperspektiven geschenkt. Manchmal waren es auch echte Wunder, von denen mir meine Interviewpartner erzählten. Keines dieser Leben war leicht und einfach.

Aber jeder dieser Menschen hatte in den dunkelsten Stunden des Lebens erfahren, dass Gott trägt, hält, liebt und Hoffnung schenkt. Nicht, weil sie eine besondere Behandlung verdient hätten, sondern aus Gnade.

Bei manchen hat sich ihr Gottesbild in Lebenskrisen dramatisch verändert. Ich habe gelernt, dass solche Krisen auch eine befreiende Wirkung haben können. Einige der Menschen, die ich porträtierte, haben nach der Krise ihr Leben radikal geändert. Viele waren dankbar für die Krisen in ihrem Leben, weil etwas Altes aufgehört hat und etwas Neues begonnen. Und weil sie Gott danach anders erlebt haben als davor. Ich hatte gelernt: Jede Krise ist immer auch ein Augenöffner und eine Chance, dem Leben eine andere Richtung zu geben. Das alles sind Dinge, die die Menschen nicht erleben, deren Leben anscheinend ohne Hindernisse und Schlaglöcher verläuft. Menschen, die ein gutes Leben haben und Krisen vielleicht nur aus dem Fernsehen kennen.

Nun steckte ich gerade in meiner eigenen Lebenskrise. Und ich war froh, dass ich durch viele Begegnungen mit diesen Menschen, die ich interviewt habe, tiefe Einblicke gewonnen hatte, die mir selbst jetzt zugutekamen. Ich hatte durch die Begegnungen bei meiner Arbeit ja viel über Gnade, Barmherzigkeit, Hoffnung und Liebe gelernt. Ich hatte in viele Abgründe geschaut und zugehört, wenn Menschen davon berichtet haben, wie Gott ihnen hindurchgeholfen hat. Es waren Begegnungen, die mich verändert haben und die meine Art zu glauben verändert haben. Ich habe erkannt, dass Gott so viel größer ist, als ich es mir je hätte vorstellen können. Und ich hatte gelernt, dass es selten einfache Antworten gibt, schon gar nicht auf die Frage nach dem „Warum?“. Dafür wurde ich und bin ich mir heute mehr denn je sicher: Gott ist ein Gott der Liebe und der Barmherzigkeit. Er liebt – bedingungslos.

Eine Antwort auf meine Warum-Frage habe ich nicht gefunden. Aber sie ist mir heute auch nicht mehr wirklich wichtig. Ich habe diese Krankheit und ich muss damit leben lernen.

Heute kann ich sagen, dass ich zwar keine Antwort auf das Warum habe, wohl aber eine Ahnung davon, wozu diese Krankheit vielleicht gut sein könnte.

Ich denke das, weil ich Gott dadurch ganz neu und anders erlebt und kennengelernt habe. Aber auch, weil ich durch die Krankheit und durch meine eigene Geschichte anderen, die Schweres erleben, auf Augenhöhe begegnen kann. Ich kann mit ihnen über ihre Ängste sprechen, über Dunkelheit, Schmerzen und Hoffnungslosigkeit. Und ich kann ihnen davon erzählen, was mir geholfen hat, zu überleben, als es richtig schwierig wurde.

Kapitel 11

Die Zeit an der Dialyse und Vorbereitung der Transplantation

„Doch ich verlasse mich auf den HERRN,
ich warte auf seine Hilfe.
Ja, mein Gott wird mich erhören!"

MICHA 7,7 (HFA)

Ich war also Dialysepatient geworden. Nach der Entlassung aus der Klinik wurde die Dialyse ein fester Bestandteil meines Alltags. Ich tauchte in eine fremde Welt ein. Fremde Welten war ich als Fernsehreporter ja eigentlich gewohnt: In Afrika, Südamerika und Asien haben wir an den unmöglichsten Orten Filme gedreht. In Slums, in Kliniken, Schulen und Gefängnissen. Sogar bei einer Transplantation hatte ich schon einmal mit der Kamera dabei sein dürfen, damals, im Kantonsspital in Zürich. Als der Professor uns in den OP zum Interview bat. Ich weiß noch wie heute, wie er seine blutigen Handschuhe aus dem Patienten zog, uns anschaute und freundlich fragte: „Könnten wir das Interview nicht jetzt gerade machen?" Etwas überrascht habe ich den Kopf geschüttelt und wir haben das Gespräch in einer etwas entspannteren Situation später am Abend nachgeholt. Wie gesagt: In unbekannte Welten einzutauchen, war mir nicht fremd. Ob in einem Operationssaal irgendwo in Afrika, einem Slum in Indien, einem Hochsicherheitsgefängnis in Argentinien, einer Obdachlosenunterkunft in Berlin, einem Bordell oder einem noblen Sternehotel. Mein Berufsleben hat mich im Laufe der Jahre an sehr viele sehr unterschiedliche Orte geführt. Ich habe gelernt, mich unter den ungewöhnlichsten Umständen zurechtzufinden und meine Arbeit zu machen. Zumindest professionell, mit meinem Kameramann an der Seite, war ich es gewohnt, in fremde Welten einzutauchen.

Eine solche fremde Welt war für mich nun die Dialysestation. Diesmal war ich aber nicht als Reporter hier, der über andere Menschen berichten sollte. Nein. Ich war selbst Patient und würde hier ab sofort dreimal die Woche jeweils fünf Stunden verbringen. Fünf Stunden – jeweils! Genau davor hatte ich mich immer gefürchtet: Mein Leben würde eingeschränkt sein, ich würde auf die Maschinen angewiesen sein, um weiterleben zu können. Aber alles, was vorher für mich seinen Schrecken hatte, wurde dann doch relativ schnell zur täglichen Normalität.

Wer an der Dialyse ist, der muss sich daran gewöhnen, ein diszipliniertes Leben zu führen. Es sind nicht nur die festen Termine, die einzuhalten sind. Auch eine spezielle Diät muss beachtet werden, um den Körper vor unnötigen Belastungen zu schützen. Die Patienten, die keinerlei Nierenfunktion mehr haben, müssen genauestens auf ihre Trinkmenge achten. In der Regel sind 0,5 Liter am Tag das Maximum. Speziell im Hochsommer kann das natürlich eine echte Herausforderung sein. Der Grund für diese Begrenzung liegt darin, dass der Körper durch die Nieren entwässert wird. Für Dialysepatienten, die überhaupt keine Nierenfunktion mehr haben, bedeutet das, dass das Wasser nur über die Dialyse aus dem Körper gezogen werden kann. Und das ist jedes Mal eine erhebliche Belastung. Normal sind auch

Begleiterscheinungen und Nebenwirkungen der Dialyse. Der Körper ist schließlich stark belastet und geschwächt. Das fordert seinen Tribut, besonders bei älteren Menschen.

Ja, Dialyse ist ein Segen, weil viele ohne Dialyse längst schon gestorben wären. Aber Dialyse ist auch eine Herausforderung – sowohl für die Psyche als auch für den Körper selbst. Wer sich eine eigene Meinung zum Thema Organtransplantation bilden will, dem empfehle ich einen Besuch auf einer Dialysestation. Das bringt noch einmal eine ganz andere Brisanz in das Thema. Rund achttausend Menschen warten in Deutschland derzeit auf ein neues Organ. Viele von ihnen überbrücken die Zeit an der Dialyse. Aber bei einer Wartezeit von sechs bis acht Jahren überleben das längst nicht alle Patienten. [16]

Am Eingang „meiner" Dialyseabteilung stand – wie in jeder anderen – eine große Personenwaage: Hier musste sich jeder zweimal wiegen, einmal vor der Dialyse und einmal danach. So wurde gemessen, wie viel Wasser im Körper war. Je nachdem, wie viel Wasser ich im Körper hatte, wurde mal mehr, mal weniger entzogen. In jedem Stockwerk gab es mehrere Räume für die Patienten mit je vier bis acht Liegen. Durch Glasfenster konnte ich von einem Raum in den anderen schauen. Jeder Patient hatte seinen festen Platz und seine eigene Dialysemaschine. Es war jeden Morgen die gleiche Prozedur: Fieberthermometer in den Mund, Schuhe ausziehen. Bücher, Handy, iPad und was man sonst noch brauchte, griffbereit auf das Tischchen legen. Und dann warten. Je nach Tagesplan, konnte es schon mal dreißig bis vierzig Minuten dauern, bis man an die Maschine angeschlossen werden konnte.

Mein Katheter, der mir gleich nach der OP in Heidelberg eingesetzt worden war, funktionierte einwandfrei. Hier funktionierte das Anlegen der Leitungen von der Dialysemaschine in der Regel problemlos. Erst wurde kräftig desinfiziert, dann wurden nach und nach die verschiedenen Schläuche angeschlossen, das System gespült und dann legte die Maschine los.

Ich konnte zuschauen, wie mein Blut erst durch die Schläuche floss, dann über mehrere Scheiben geleitet wurde, die sich drehten. Das war mein Blut, da in der Maschine. Schon ein seltsames Gefühl. Und dann lag ich da. Fünf lange Stunden. Begleitet von dem monotonen Brummen der Maschinen. Der Zugang über den Katheter sollte frei bleiben, das hieß, dass ich eigentlich die ganze Zeit mit freiem Oberkörper an der Maschine liegen müsste. Das war mir entschieden zu kalt. Deshalb habe ich mir ein eigenes Dialyse-T-Shirt geschneidert. Mit einer Schere habe ich genau da, wo der Katheter lag, ein großes rundes Loch ins T-Shirt geschnitten. Beim Pflegepersonal hat das oft ein Schmunzeln hervorgerufen. Es sah schräg aus, erfüllte aber seinen Zweck. Die Schläuche waren korrekt angeschlossen und ich fror nicht. Nur mein Sinn für Ästhetik blieb dabei auf der Strecke. Der Ausdruck „Funktionskleidung" bekam für mich eine ganz neue Bedeutung.

Zu meinen Terminen an der Dialyse nahm ich mir jeweils Bücher mit, die ich in der Zeit lesen wollte. Erst war es noch anspruchsvolle Literatur, aber das wurde mir mit der Zeit zu anstrengend. Jeder Patient hatte seinen eigenen Fernseher, der in Blickrichtung an die Decke geschraubt war. Statt zu lesen habe ich es dann immer öfter mit dem Fernsehschauen versucht. Auch wenn das Vormittagsprogramm deutscher Sender oft genug eine echte Zumutung ist. Hauptsache, man konnte irgendwie die Langeweile bekämpfen. Horst Lichter ist mir damals zu einem echten Lichtblick geworden mit seiner Trödelshow „Bares für Rares." Unterhaltsam, einigermaßen niveauvoll und nicht zu anstrengend. Beliebt sind die Programme, bei denen man zwischendurch auch mal für einen Moment wegdämmern konnte, ohne etwas Wichtiges zu verpassen.

Diesen „Service“ bieten am Vormittag fast alle TV-Sender – private wie öffentlich-rechtliche.

Noch hatte ich die Hoffnung nicht aufgegeben, dass die Dialyse mich nur ein paar Wochen lang begleiten würde. Aber ich hatte so eine dunkle Ahnung, dass es vielleicht doch länger dauern könnte. Hauptsache, das mit der Transplantation funktionierte überhaupt. Wenn eine Lebendspende nicht möglich sein würde, dann wäre mir nur übrig geblieben, auf ein passendes Organ von einer Totspende zu warten. Und das hätte in meinem Fall bis zu acht Jahre dauern können, die mit Dialyse zu überbrücken wären.

Ich war mit Mitte fünfzig in der Blüte meines Lebens (dachte ich jedenfalls) und hatte noch so einiges vor in meinem Leben – beruflich und privat. Nein, Dialyse über so einen langen Zeitraum, das konnte und wollte ich mir nicht vorstellen. Der Gedanke an die Lebendspende von meiner Frau half mir dabei, weiter geduldig zu bleiben. Schließlich war eine solche Lebendspende jetzt wieder im Bereich des Möglichen. Wie es momentan aussah, war es nur eine Frage der Zeit. Wobei mir natürlich immer klar war, dass jederzeit noch etwas dazwischenkommen konnte. Was auch immer. Irgendeinen Grund, um mir Sorgen zu machen, fand ich sicherlich.

Ich liebte es schon immer, im Voraus gründlich zu planen – egal, ob es Reisen waren oder Dreharbeiten: In der Regel war ich auf alle Eventualitäten vorbereitet. Jetzt ging es um meine eigene Gesundheit und es gab so viele verschiedene Dinge, die dazwischenkommen konnten, dass jede Planung eigentlich völlig sinnlos war. Ich musste vertrauen, dass es irgendwie gut gehen würde. Dass es immer einen Plan B, C und D geben würde. Dass das Leben weitergeht, auch wenn ich nicht wusste, wie. Vertrauen war jetzt angesagt, weil Planen sinnlos war. Und genau das machte mir zu schaffen und brachte so manche schlaflose Nacht mit sich, in der ich mich unruhig hin und her wälzte. Im Sorgenmachen konnte mir kaum jemand etwas vormachen.

Gott sei Dank war Sabine da anders. Sie konnte improvisieren und schreckte vor kaum einer Herausforderung zurück. Schon bei unseren ersten gemeinsamen Reisen war es so gewesen: Ich hatte alles geplant – und sie behielt einen kühlen Kopf, wenn es anders kam. Sie war diejenige, die den Überblick behielt, während mich die Panik schon längst mattgesetzt hatte. Egal ob auf der Anreise zur Nordseefähre oder beim Umsteigen auf einem nordspanischen Bahnhof: Sabine blieb cool und tat, was getan werden musste. Eine Eigenschaft, die ich an ihr immer bewundert habe und die ihr in der herausfordernden Zeit als Mutter von drei kleinen Kindern immer wieder beim Überleben geholfen hat.

Auch mit dem Thema Organspende hatte sich Sabine schon wesentlich früher auseinandergesetzt als ich. Aus Überzeugung besitzt sie schon seit dreißig Jahren einen Organspenderausweis.

In dieser Zeit des Wartens kommt man ja auf seltsame Gedanken. Sabine begann jedenfalls ernsthaft zu überlegen, was wohl passieren würde, wenn sie jetzt einen schweren Unfall hätte und als Spenderin für einen Patienten, der schon lange auf eine Niere wartete, infrage käme. Würde dann jemand anders ihre Niere bekommen? Würde ich dann sozusagen leer ausgehen, weil jemand anders die Niere dringender brauchte als ich?

Im Nachhinein hört sich das makaber an, aber mit solchen Fragen setzt man sich auseinander, wenn man in Grenzbereichen des Lebens unterwegs ist. Wir waren beide in einer Ausnahmesituation. Extrem angespannt und das nun schon seit einigen Wochen. Und natürlich ist man in einer solchen Situation besonders sensibel für alles, was Ärzte einem mit auf den Weg geben. Auf eine Bescheinigung für meine Krankenkasse hatte meine Ärztin Anfang August den Satz geschrieben: „Ein Ende der Dialysebehandlung ist nicht abzusehen." Na, was für eine Mut machende Botschaft, dachte ich, als ich das las.

Die Dialyse war langsam zu einem festen Teil meines Alltags geworden. Es war Routine, aber ich hatte mich noch nicht daran gewöhnt. Die gähnende Langeweile wurde regelmäßig von den Fehlermeldungen der Maschinen unterbrochen. An das monotone Klack, Klack, Klack hatte ich mich schnell gewöhnt. Nicht aber an die Warnsignale, die regelmäßig irgendeine Fehlfunktion anzeigten.

Meine „Fehlfunktion" war der hohe Blutdruck. Alle fünfzehn Minuten wurde der automatisch gemessen. Mein Arm wurde von der Manschette zusammengedrückt. Und wenn meine Finger langsam kribbelten, wusste ich, dass der Blutdruck wieder viel zu hoch war. Das Gerät „atmete" aus und es begann laut zu piepen. Alarm!

Dann musste eine der Schwestern kommen und den Alarm wieder ausschalten. Beim Blick auf den Wert hörte ich dann regelmäßig: „Ihr Blutdruck ist zu hoch!" Als ob ich mir das nicht längst schon gedacht hatte. 120 zu 80 ist normal. An guten Tagen kam ich auf 150 zu 100, meist noch weit darüber. Mein „Rekord" war dann 230 zu 150. Das klingt nicht nur hoch. Es fühlt sich auch so an. Bei diesen Werten braucht man keinen Fernseher mehr. Sobald ich meine Augen schloss, lief innerlich ein Film ab, den ich nicht stoppen konnte. Bilder, die mich noch nervöser machten. Gegen einen hohen Blutdruck kann man kurzfristig nichts tun. Luft anhalten hilft ebenso wenig wie sich zu konzentrieren. Meist ist der Effekt von solchen Maßnahmen eher kontraproduktiv: Der Blutdruck geht noch weiter nach oben. Ich konnte also nichts tun, außer möglichst ruhig im Bett liegen zu bleiben und mich über nichts unnötig aufzuregen. Auch nicht über die Ärzte.

An jedem Dialysetag war Visite. Das bedeutete, dass irgendwann im Laufe des Vormittages der medizinische Tross auch mein Zimmer erreichte und vor meinem Bett stand. Auch diese Besuche trugen in der Regel nicht dazu bei, dass mein Blutdruck sank.

Noch hatte ich ja die Hoffnung, dass meine Zeit an der Dialyse nur ein kurzes Intermezzo werden würde und dass wir bald transplantieren konnten. Also: Augen zu und durch.

Ende August hatten wir unseren nächsten Termin in der Nierenklinik in Heidelberg. Dieses Mal sollte im großen Kreis die Planung für die Transplantation auf den Weg gebracht werden. Nach unserem Tagesausflug nach Heidelberg schrieb ich am Abend eine Mail an ein paar Freunde mit einem Update:

„Heute war unser großer Termin: Transplantationsbesprechung in Heidelberg. Erst ein Gespräch mit der Psychologin, dann Bluttest und dann eine große Gesprächsrunde mit Nephrologen, Chirurgen, Transplantationsmedizinern und der Psychologin. Eine gründliche Aufklärung, wie die OPs gemacht werden, wie die Abläufe sind und mit welchen Risiken das alles verbunden ist. Die Chance, dass es bei uns klappt liegt bei 98 %. Ehrlich gesagt – das reicht mir. Durchschnittliche Haltbarkeit der neuen Niere: zehn Jahre. Ich kenne Leute, die schon mehr als fünfundzwanzig Jahre problemlos mit einer neuen Niere leben. Ich hoffe und bete, dass wir die Statistik sprengen werden.

Zahlreiche Fragebogen waren auszufüllen ... und am Ende haben wir einen Zettel bekommen mit der Liste aller Untersuchungen, die noch gemacht werden müssen. Ich hoffe sehr, dass wir das bis Ende September alles schaffen. Termin bei der Ethikkommission ist dann wahrscheinlich im Oktober, und – wenn alles glattgeht – die Transplantation im November. Ich hoffe sehr, dass das klappt.

Müde und erschöpft, aber ziemlich zufrieden kommen wir aus

Heidelberg zurück. Es gibt noch viel zu tun, aber wir ahnen die Zielgerade.

Danke für alle Gebete und guten Gedanken! Stefan"

Es ist gut, dass ich nicht vorher wusste, dass in den nächsten Monaten noch fast einhundert Dialysebehandlungen auf mich warteten!

So vieles ist eine Frage der Perspektive, und deshalb bin ich froh, dass ich mich zumindest einige Wochen lang von der Hoffnung tragen lassen durfte, dass die Dialyse nur für einen sehr kurzen Zeitraum ein Teil meines Lebens sein würde. Dass das Ganze doch länger werden würde, begann ich allerdings bald zu ahnen.

Vor der Transplantation mussten Sabine und ich noch eine ganze Checkliste von Arztbesuchen abarbeiten. Scherzhaft habe ich damals gesagt: „Ich muss zu allen Fachärzten, nur nicht zum Gynäkologen." Und das war nicht einmal gelogen. Mit einer ganzen Latte von Fachärzten musste ich selbst Termine vereinbaren: mit dem Kardiologen, dem Augenarzt, Hautarzt, Urologen, HNO-Arzt und mit dem Zahnarzt. Dazu kamen noch Untersuchungen wie eine Darmspiegelung, ein Belastungs-EKG, diverse Röntgen- und Blutuntersuchungen.

Wer schon einmal versucht hat, mit einem Facharzt einen kurzfristigen Termin auszumachen, der ahnt, was für eine Odyssee da auf mich zukam. Bei meinen telefonischen Anfragen dachte ich im ersten Moment oft, ich hätte mich verhört bei den Terminvorschlägen. Wie oft habe ich die Worte gehört: „In einem halben Jahr haben wir wieder einen Termin frei." Was mir schließlich geholfen hat, war die Tatsache, dass ich bei den Telefonaten immer darauf hinwies, dass ich mich auf eine Transplantation vorbereite, und dass die Zeit wirklich drängte. Das hat oft funktioniert, und bei vielen Anrufen hatte ich sehr freundliche und hilfsbereite Arzthelferinnen am

Telefon, die fast alles möglich machten, damit ich zu einem kurzfristigen Termin eingeteilt wurde.

Trotzdem kam es, wie es kommen musste: Das Ganze zog sich in die Länge. Neben der Dialyse und den zahlreichen Arztbesuchen versuchte ich, meinen Job so gut wie möglich zu machen. Am Anfang ging ich direkt nach der Dialyse am Nachmittag noch arbeiten, das habe ich dann aber recht schnell sein gelassen. Dienstag, Donnerstag und Samstag waren meine Dialysetage. Das hieß, dass ich Montag, Mittwoch und Freitag ganz normal arbeiten ging. An den Dialysetagen musste ich mich krankschreiben lassen. Das war sicher keine optimale Lösung, aber so behielt ich wenigstens ein bisschen Normalität in meinem Leben und konnte mir auch mal über etwas anderes Gedanken machen als über Ärzte oder über meinen hohen Blutdruck. Aber auch in diese angespannte Situation hinein gab es immer wieder Augenblicke, in denen ich Gottes Nähe spürte.

Am 25. August 2016 findet sich in meinem digitalen Tagebuch der folgende Eintrag:

„Haben Sie sich an die Dialyse gewöhnt?", fragen sie mich immer mal wieder. Meine Antwort: NEIN! Definitiv nicht. Klar – ich habe Zeit zum Lesen, Schlummern, Nachdenken ... und wenn gar nichts mehr geht, habe ich meinen eigenen Fernseher. Aber ich bin komplett aus der anderen Welt rausgerissen: weg von der Arbeit, keine Chance, wichtige Projekte voranzutreiben – auf Eis gelegt. Dieser ständige Wechsel von Arbeit und Dialyse macht mir schon Mühe.

Heute hat mir eine der Pflegerinnen gesagt, dass sie und ihr Mann für mich beten. Sie weiß, dass ich beim ERF arbeite. Ihr Mann ist Pastor einer rumänischen Gemeinde in Gießen. Gott hat seine Leute einfach überall!"

Kapitel 12

Eine Auszeit in Dänemark – Blutdruck und andere gute Freunde

„Halte durch!! Für was auch immer dir es wichtig ist!!“

Mein Freund Michael in einer Mail

Eine Auszeit hatten Sabine und ich dringend nötig. Trotz oder gerade wegen Krankheit und Dialyse. Ein Ferienhaus an der dänischen Nordseeküste sollte es diesmal sein. Jetzt begann ich zu recherchieren, wie das mit der Dialyse im Ausland funktionierte.

Wie sich schnell herausstellte, war das offensichtlich kein großes Problem, da Dänemark in der EU ist und die Krankenkasse das direkt verrechnen konnte. Ein ausführlicher Test auf sogenannte Krankenhauskeime war nötig. Zum Glück waren alle Tests negativ – so stand dem Urlaub in Dänemark mit regelmäßiger Dialyse tatsächlich nichts mehr im Wege. Am 29. Juni bekam ich die Zusage, dass man für mich ab dem 3. September einen Platz auf der Dialysestation des Regionalkrankenhauses in Holstebro, einer Provinzstadt in Jütland, reserviert hatte. Eine der Krankenschwestern dort kümmerte sich um die Planungen. Der Mailkontakt lief auf Englisch und war ausgesprochen nett und entspannt. Anreise und Dialysezeiten mussten gut geplant werden, denn zwischen den einzelnen Dialysen sollte nicht zu viel Zeit vergehen. Wir packten unsere Sachen für einen zweiwöchigen Dänemarkaufenthalt im Spätsommer. Am Freitag, dem 2. September, war meine letzte Dialyse in Deutschland, und am Samstagmorgen ging es los.

Am frühen Abend konnten wir unser kleines Ferienhäuschen mitten in den Dünen beziehen. Das Haus war klein und kuschelig. Vom ersten Tag an genossen wir die Ruhe und die entspannte Atmosphäre. Meine Dialysetermine in der ersten Woche waren alle für den späten Nachmittag eingeplant. Montag sollte ich um sechzehn Uhr fünfzehn in der Klinik sein.

Hier war die Anreise schon etwas weiter als bei uns zu Hause. Die Westküste Dänemarks ist vor allem bei Touristen beliebt. Größere Kliniken gibt es nur im Landesinneren. Fünfzig Kilometer waren es von unserem Urlaubsort an der Küste bis zur Klinik in Holstebro. Der Weg dorthin führte ausschließlich über Landstraßen, deshalb lernten wir auf der Fahrt viele kleine nette Dörfer und Ortschaften kennen. Auf der Dialysestation des Kreiskrankenhauses stellte ich mich vor und bekam ein Bett in einem Zweierzimmer zugewiesen. Am Abend habe ich die erste Dialysesitzung in Dänemark für mein elektronisches Tagebuch so zusammengefasst:

„Der Empfang war ausgesprochen nett. Die Verständigung hat auf Englisch gut funktioniert. Alles war sehr entspannt und angenehm. Dialysiert wird in einem Zweibettzimmer. Eine Schwester ist nur für zwei Patienten zuständig. Der Anschluss war schnell gelegt, auch wenn sich die deutschen Systeme und Abläufe von denen in Dänemark unterscheiden. Meine Art von Katheter kennt man hier nicht. War aber alles kein Problem.

Nach einer knappen halben Stunde wurde mir dann die Speisekarte gereicht und freundlich übersetzt. Ich habe mich für

Hackbraten mit Kartoffeln in Soße entschieden. Als Nachtisch gab's Eis. Auch das kannte ich so von meiner Dialyse zu Hause nicht. Die nächste nette Überraschung: kostenloses WLAN für alle. Zu Hause streng verboten, weil es möglicherweise die Geräte beeinflusst. Hier anscheinend kein Problem. Mein Abend war gerettet.

Jetzt liege ich hier im Bett, die letzten Sonnenstrahlen auf der Nase, satt und zufrieden und suche mir auf Netflix den passenden Spielfilm aus. Morgen dann wieder entspannte Spaziergänge am langen Nordseestrand. Der Wetterbericht verspricht nur das Beste. Und übermorgen wieder Feriendialyse all-inclusive.

Wer will sich da schon beschweren?"

Unser Urlaub war der Traum! Wir hatten zwei Wochen lang nur Sonnenschein, kaum ein Wölkchen am Himmel und immer um die zwanzig Grad – perfektes Wetter für einen Urlaub an der Nordsee, und das Mitte September. Wer schon mal in Dänemark war, der weiß, dass man selbst im Hochsommer einen verregneten Urlaub erleben kann. Wir haben die Zeit sehr genossen. Die Besuche in Holstebro wurden Routine.

Nur mein Blutdruck machte mir immer mehr zu schaffen. Nach jeder Dialyse wurde gemessen. Und immer war er sehr hoch. Ich kann mich an einen Abend erinnern, an dem es besonders schlimm war. Ich hatte bis einundzwanzig Uhr Dialyse und war der letzte Patient auf der Station. Das Blutdruckmessgerät presste meinen Arm zusammen, dass es nur noch schmerzte. Die Finger kribbelten. Das war kein gutes Zeichen. Auch das besorgte Gesicht der Krankenschwester machte es nicht besser. Sie wollte mich so nicht gehen lassen. Sie holte einen Arzt, aber auch der konnte nicht wirklich weiterhelfen. Ich hatte zwar Medikamente, um den Blutdruck im Notfall schlagartig zu senken. Für so einen Krisenfall wäre das genau das Richtige gewesen. Aber die Tabletten lagen zu Hause im Schrank.

Nach einer halben Stunde Warten und Diskutieren ließen sie mich dann doch fahren. Aber mit dem deutlichen Hinweis, dass ich unbedingt vorsichtig fahren sollte.

Ich verließ die Klinik. Es war stockdunkel, kurz vor zehn. Ich setzte mich ins Auto, drehte die Fenster runter und fuhr los. Natürlich merkte ich, dass ich nicht fit war. Die Dialyse hatte Kraft gekostet und den hohen Blutdruck spürte ich deutlich. Ich hatte einen starken Druck im Kopf, leichtes Ohrensausen und mir war auch etwas schwindelig. Die Alternative wäre gewesen, die Nacht in einem Bett in der Klinik zu verbringen. Aber das wollte ich nun wirklich nicht. Deshalb riskierte ich es, mit dem Auto zum Ferienhaus zurückzufahren. Es war eine unvergessliche Fahrt, nicht nur wegen der Begleiterscheinungen durch den hohen Blutdruck.

Auf den endlos langen und schnurgeraden Landstraßen sah ich immer wieder den vollen Mond im Rückspiegel. Niemand sonst war unterwegs ... nachts gegen halb elf auf einsamen Landstraßen in Westjütland.

Langsam näherte ich mich dem Dünengürtel, in dem unser Ferienhaus lag. Als ich in das kleine Schottersträßchen einbog, das zu unserem Ferienhaus führte, war ich doch glücklich, dass ich es geschafft hatte. Aber mein Kopf brummte immer noch. Der Blutdruck hatte sich nicht beruhigen lassen.

Mein Blutdruckmessgerät wurde mir auch im Urlaub zu einem ständigen Begleiter. Immer wieder gab es Nächte, in denen ich kaum schlafen konnte, mein Kopf dröhnte – und ich hatte Angst. Mitten in der Nacht schlich ich ins Wohnzimmer unseres Ferienhauses und legte die Manschette des Blutdruckmessgerätes um meinen Oberarm. Aber die gemessenen Werte trugen nicht dazu bei, dass ich mich beruhigte. Auch das Grübeln half nicht, schon gar nicht mitten in der Nacht. In einer Nacht war es besonders schlimm. Der Blutdruck ging durch die Decke, ich hatte panische Angst, dass etwas passieren würde. Zum Glück war ich in dieser Nacht nicht der einzige Mensch, der um diese Zeit noch wach war. Auf Facebook sah ich, dass ein lieber Freund online war. So kam es zu dem folgenden Schriftwechsel via Messenger:

11.09.2016, 02.12 Uhr
Ich: Bist du noch wach? Kannst du für mich beten? Mir geht's gerade sch...
Mein Blutdruck geht gerade durch die Decke und ich kann nix machen.
Michael: Ja, ich bete ... jetzt.
Ich: DANKE!
Michael: Ach du, tut mir so leid!!! Halt durch!! Für was auch immer dir es wichtig ist!!
Ich: Hab gerade echt Angst. Das ist schon ziemlich existenziell.
Michael: Ja, ach du ... Was kann ich dir helfen?
Ich: Danke, dass du betest! Tut gut.
Michael: Ja, tue ich. Jetzt!

Diese Nacht ist mir besonders im Gedächtnis geblieben. Nicht, weil ich nicht schlafen konnte, sondern weil ein lieber Freund mitten in der Nacht ein offenes Ohr für mich hatte und für mich und meinen Blutdruck gebetet hat.

Heute noch bin ich Michael von Herzen dankbar für seinen ungewöhnlichen Lebensrhythmus. Er war einfach da, und ich konnte mit ihm mitten in der Nacht über den Facebook Messenger chatten. Es hat mir gutgetan, zu wissen: Da ist jemand, der denkt jetzt gerade an mich. Ich glaube, in Zeiten der Krankheit ist es das Schlimmste, wenn man das Gefühl hat, dass man einsam ist, allein gelassen. Dass niemand da ist, der einem zuhört, niemand, der sich wirklich dafür interessiert, wenn es einem gerade mal richtig schlecht geht und die Angst in einem hochkriecht.

Solche Begegnungen wie der Chat mitten in der Nacht und manche guten Worte und Bibelverse haben meine Seele buchstäblich am Leben erhalten. Natürlich waren da immer wieder viel Angst und Dunkelheit, das Gefühl des Verlassenseins. Aber immer wieder gab es auch einen Lichtschein, einen Hoffnungsschimmer in der Dunkelheit oder eben einen schlaflosen Freund, der ein Ohr für mich hatte.

Ein Lied von Adel Tawil beschreibt genau dieses Gefühl sehr schön: „Ist da jemand" heißt das Stück. Und in der letzten Strophe singt er schließlich:

„Da ist jemand, der dein Herz versteht
Und der mit dir bis ans Ende geht.
Wenn du selber nicht mehr an dich glaubst
Dann ist da jemand, ist da jemand!
Der dir den Schatten von der Seele nimmt
Und dich sicher nach Hause bringt
Immer, wenn du es am meisten brauchst
Dann ist da jemand, ist da jemand!"[17]

Ich habe gespürt, dass dieser Jemand für mich Gott ist. Er ist tatsächlich da, nimmt mir den Schatten von der Seele und bringt mich sicher nach Hause. Was für bewegende Worte.

Einige Monate später habe ich diesen Text an eine junge Frau geschickt. Ich hatte ihre Geschichte in einer geschlossenen Gruppe für Transplantierte auf Facebook gelesen. Sie schrieb sehr offen von ihrer Angst vor dem Tod. Eine alleinerziehende Mutter mit einer elfjährigen Tochter, die sich von Gott und der Welt alleingelassen fühlte. Aufgrund einer Autoimmunkrankheit hatte sie vor zehn Jahren eine neue Leber transplantiert bekommen. Jetzt hatte die Krankheit auch das neue Organ befallen. Sie hatte große Angst zu sterben. Ihre Prognose war nicht gut. Ich habe ihr geschrieben, dass ich an sie denke und für sie bete. Sie hat sich per Nachricht via Facebook für den Text bedankt. Ein paar Wochen später ist sie gestorben. Ich hoffe so sehr, dass sie Trost und Frieden gefunden hat.

Das Thema Blutdruck ließ mich auch nach dem Urlaub in Dänemark nicht los. Es wurde einfach nicht besser. Jede Dialyse war eine Herausforderung. Hohen Blutdruck kann man nicht beeinflussen, und wenn die Maschine alle paar Minuten ein Warnsignal von sich gibt, dann fördert das auch nicht unbedingt die Entspannung.

Ich hatte mir schon abgewöhnt, spannende Filme während der Dialyse zu schauen, hektische Musik zu hören oder Krimis zu lesen. Ich lag einfach da, so ruhig es ging, hörte in mich hinein und versuchte so, meinen Blutdruck im Griff zu behalten. Aber natürlich machte mir das innerlich Stress – und das spürte auch mein Körper. Während einer Sitzung an der Maschine bekam ich dann tatsächlich Atemnot. Ich begann immer schneller zu atmen, hatte aber den Eindruck, dass in meinen Lungen kein Sauerstoff mehr ankam. Ich habe hyperventiliert. Ich bekam Sauerstoff über einen Schlauch in die Nase und langsam ging es mir besser. Auf meinem Internetblog, den ich für einige Freunde eingerichtet hatte, habe ich von meinen Atemproblemen geschrieben. Uwe, ein lieber Freund, hat sich per WhatsApp gemeldet. Er selbst litt unter Flugangst und hatte Erfahrung mit solchen Anfällen:

„Lieber Stefan, dein jüngster Blogeintrag liest sich bedrückend. Ich vermute, du deutest diese Atemprobleme treffend als Ausdruck der Anspannung, die dich immer wieder oder fortwährend befällt, als Symptom der Angst. Sollte das so sein, kann ich vielleicht mit meiner kleinen Angst-Erfahrung helfen. Ich gehe so damit um ..."

Es folgten ein paar Gedanken, die mir helfen sollten, reflektierter mit meiner Angst umzugehen, und am Ende eine Atemübung, die ich dankbar umgesetzt habe: langsam ein- und ausatmen. Und zur Ruhe kommen.
Mit ein wenig Übung hat es wirklich funktioniert. Direkt – und mit Erfolg! Uwes Nachricht endet mit den Worten:
„Lieber Stefan, sei getrost. Du bist ein Geschenk an diese Welt. Shalom, Uwe."
Mehr noch als seine praktischen Tipps hat mich dieser Abschlussgruß berührt. Es tut unendlich gut, wenn man in den Herausforderungen des Lebens merkt: Es gibt jemanden, der an mich denkt. In dem Fall war das mein Freund Uwe.

Meine Atemnot bekam ich nach und nach in den Griff, nicht aber meinen Blutdruck. Am 7.11.2016 wurde ich deshalb stationär in eine Klinik in Wetzlar eingewiesen. Diagnose: arterielle Hypertonie. Meine Medikamente wurden umgestellt, und nach und nach ging mein Blutdruck langsam nach unten. Endlich! Zum Glück war das Thema Blutdruck damit für mich vorerst geklärt. Dafür wuchsen als Nebenwirkung der Tabletten die Haare auf meinen Armen plötzlich wie verrückt. Nach wenigen Wochen hatte ich einen dicken Flaum. Aber was soll's: Hauptsache, ich konnte jetzt entspannter mit der Dialyse umgehen und mich innerlich auf das einstellen, was auf mich zukommen würde: die Vorbereitung der Transplantation.

Kapitel 13
Endlich – Vorbereitungen auf die Transplantation!

„Ich kann ruhig schlafen, auch wenn kein Mensch zu mir hält, denn du, HERR, beschützt mich."

PSALM 4,9 (HFA)

Sabine und ich konnten relativ entspannt miteinander über das Thema Lebendspende reden, was ich ihr hoch anrechne. Uns war klar, dass eine solche Spende nur dann möglich wäre, wenn wir beide ohne Wenn und Aber ein Ja dazu hätten. Eine Lebendspende unter Vorbehalt oder mit dem Gedanken: „Dann bin ich lebenslang abhängig vom anderen" oder „Dann bin ich ihm/ihr etwas schuldig" hatte für uns keinen Sinn.

Natürlich war das für Sabine keine einfache Entscheidung. Und ich weiß heute, dass ich so sehr auf mich selbst, meine Schmerzen und mein Gejammer konzentriert war, dass ich sie und ihre Bedürfnisse dabei viel zu wenig im Blick hatte. Aber hin und wieder konnten wir beide es auch mit Humor nehmen.

Sabine ist es immer wieder wunderbar gelungen, der Thematik das Dramatische zu nehmen. Denn es kam immer mal wieder vor, dass Freunde und Bekannte unseren Plan einer Lebendspende arg romantisierten. Ich kann mich an eine Situation erinnern, wo Sabine geantwortet hat: „Ich spende ihm eine Niere, weil ich das Gejammer nicht mehr hören kann."

Natürlich war das nicht die einzige Motivation. Aber in Sachen Jammern war ich immer schon richtig gut. Ich war überzeugt, dass ich dazu ja auch allen Grund hatte. Wir hatten uns jedenfalls dazu entschieden, gemeinsam den Weg der Lebendspende zu gehen. Für uns beide bedeutete das in den Wochen und Monaten davor auch, dass wir uns als Vorbereitung von den verschiedensten Fachärzten gründlich untersuchen lassen mussten. Für den Ablauf einer Lebendspende gibt es ein festes Verfahren, in das Ärzte, Psychologen und Juristen mit eingebunden sind. [18]

Wir hatten mit den Überlegungen zur Lebendspende schon ein Jahr vorher begonnen. Deshalb hatte Sabine schon damals ihren Gesundheitszustand gründlich checken lassen, damit wir rechtzeitig vorher absehen konnten, ob eine Lebendspende überhaupt eine Option für uns sein könnte. Da die Werte aber möglichst aktuell sein sollten und die Untersuchungen bereits mehr als ein Jahr her waren, musste Sabine das komplette Programm noch einmal absolvieren. Am 18. September, also kurz nach unserem wunderbaren Dänemarkurlaub, ist sie für einen Tag nach Heidelberg gefahren: Der Untersuchungsmarathon ging weiter.

Fast alle Untersuchungen liefen gut, aber natürlich war es ein großer Stress für sie. Sabine war fest entschlossen, unseren Plan „Lebendspende" durchzuziehen. Mehr als einmal habe ich sie für ihre Entschlossenheit und ihren Mut bewundert. Was für eine Frau, was für ein Geschenk!

Jedes einzelne Untersuchungsergebnis hätte unsere Pläne zunichtemachen können. Am Ende des Untersuchungstages in Heidelberg sollte Sabine dann ins MRT. Aber die Untersuchung in der Röhre war an diesem Tag dann doch zu viel für sie. Stattdessen machten die Ärzte eine CT-Untersuchung, die für Sabine wesentlich weniger herausfordernd war. Nach dem vollen Tag in Heidelberg musste nur noch die 24-Stunden-Blutdruckmessung gemacht werden. Allerdings erwies sich gerade die als eine der größten Herausforderungen: Sabines Blutdruck war zu hoch.

Mit unserem Hausarzt hatten wir einen Termin für eine 24-Stunden-Messung vereinbart. Das war dann allerdings ausgerechnet der Tag, an dem wir unseren Kater Bilbo einschläfern lassen mussten. Über den Sommer hatten wir gemerkt, dass Bilbo, der schon seit mehr als zehn Jahren zur Familie gehörte, massiv abmagerte. Er fraß nichts mehr und lag die meiste Zeit apathisch auf dem Sofa. Wir hatten schon den Verdacht, dass wir uns wohl bald von ihm würden verabschieden müssen. Bilbo musste zum Tierarzt. Die Diagnose war eindeutig: Er hatte einen großen Tumor – ausgerechnet an der Niere! – und nur noch kurze Zeit zu leben. Weil wir ihn nicht mehr lange leiden lassen wollten, vereinbarten wir einen Termin beim Tierarzt, um ihn einschläfern zu lassen. Am selben Tag, dem 30. September 2016, stand Sabines zweite 24-Stunden-Blutdruckmessung auf dem Kalender.

Natürlich war dieser Tag purer psychischer Stress für uns beide. Was sich, wie zu erwarten war, auf Sabines 24-Stunden-Blutdruckmessung entsprechend auswirkte. Auf einer Liste sollte man die jeweiligen Aktivitäten während der Blutdruckmessungen notieren. Um 16.30 Uhr stand da: „Bilbo wurde eingeschläfert". Das war eine Erklärung, die auch die Ärzte akzeptierten. Trotzdem half es nichts, Sabines Blutdruck war immer noch zu hoch. Eine nächste Blutdruckmessung war erst für Mitte Oktober geplant. Wieder würde sich unsere gesamte Planung nach hinten verschieben. Und damit vergrößerte sich das Risiko, dass doch noch irgendetwas dazwischenkommen könnte.

Wir standen beide erheblich unter Druck. Meine Nephrologin verstärkte das Ganze noch, als sie mich bei der üblichen Visite an der Dialyse mit den Worten begrüßte: „Da ist ja unser Sorgenkind. Ihre Frau kommt ja wohl als Nierenspenderin nicht infrage. Zu hoher Blutdruck."

Ihre Worte trafen mich wie ein Faustschlag. Was für eine Gefühllosigkeit. Wir waren gerade bis zum Äußersten angespannt, weil wir alle Hoffnung auf die Lebendspende setzten. Und dann eine solche hingeworfene Bemerkung. Ich war sprachlos vor Wut.

Es fühlte sich an, als ob mich meine Achterbahnfahrt gerade wieder einmal steil nach unten führt, ins dunkle Nichts. Kein Boden unter den Füßen, nichts zum Festhalten. Wenn man chronisch krank ist, muss man mit solchen Momenten rechnen. Aber um leben zu können, muss man sie wohl verdrängen. Deshalb trifft einen eine solche Bemerkung dann doch immer wieder mit voller Wucht. Gerade dann, wenn man selbst spürt, dass es schwierig wird, ist man doppelt sensibel und natürlich auch doppelt verletzbar. Jedenfalls war meine mühsam erarbeitete innere Ausgeglichenheit mit der Bemerkung meiner Nephrologin komplett aus dem Lot geraten. Ein Moment, der bei mir bis heute Spuren hinterlassen hat.

Ich merkte, dass ich auf mein Seelenleben aufpassen musste. Ich war unausgeglichen und oft genug ungenießbar, worunter vor allem Sabine und die Kinder gelitten haben. Ich hatte kaum noch Kraft, um die Herausforderungen, die von außen kamen, abzufedern. Deshalb habe ich immer wieder nach Worten gesucht, die ich mir zu eigen machen konnte, als ich selbst keine Worte mehr hatte. Ein Text von Jochen Klepper hat mich damals besonders berührt. Er beginnt mit den Worten:

„Ich liege, Herr, in deiner Hut
und schlafe ganz mit Frieden.
Dem, der in deinen Armen ruht,

ist wahre Rast beschieden.
Du bist's allein, Herr, der stets wacht,
zu helfen und zu stillen,
wenn mich die Schatten finstrer Nacht
mit jäher Angst erfüllen."

Und dann ein paar Verse weiter:

„Ich achte nicht der künftigen Angst.
Ich harre deiner Treue,
der du nicht mehr von mir verlangst,
als dass ich stets aufs Neue
zu kummerlosem, tiefem Schlaf
in deine Huld mich bette,
vor allem, was mich bitter traf,
in deine Liebe rette."
Jochen Klepper (1938) zu Psalm 4,9

Solche Worte haben mir immer wieder geholfen, das, was ich gerade erlebte, richtig einzuordnen. Einen größeren Zusammenhang zu sehen und vor allem Ruhe zu finden für mein Inneres.

Während Sabine mit ihrem Blutdruck kämpfte, war ich an den dialysefreien Tagen damit beschäftigt, einen Facharzt nach dem anderen aufzusuchen. Ziel der Untersuchungen war es, herauszufinden, ob es Anzeichen für irgendeine Krankheit bei mir gibt: Nach der Transplantation würde mein Immunsystem dauerhaft geschwächt sein. Deshalb sollte jetzt nach Möglichkeit jeder Verdacht auf eine beginnende Krankheit ausgeschlossen werden. Jetzt begann mein Ärztemarathon.

Meine erste Station war ein Besuch beim Hautarzt. Gott sei Dank hatte ich hier kurzfristig einen Termin bekommen, eines der vielen kleinen Wunder, die wir in dieser Zeit erlebten.

Unter örtlicher Betäubung wurden mir ein paar verdächtige Stellen entfernt. Der Besuch in der Urologie war wie erwartet unangenehm. Auch, wenn ich ein nettes Gespräch während der Behandlung hatte ... Wahrscheinlich ein gezieltes Ablenkungsmanöver des medizinischen Personals, um der Situation die Peinlichkeit zu nehmen. Unspektakulär waren die Besuche beim HNO-Arzt, beim Kardiologen und beim Augenarzt. Auch die Darmspiegelung ging ohne Befund über die Bühne. Ich war also so weit kerngesund.

Nur der Besuch beim Zahnarzt war mit einer bösen Überraschung verbunden. Schon vor mehr als 35 Jahren hatte mir ein Kieferorthopäde dazu geraten, mir meine Weisheitszähne entfernen zu lassen. Ein Ratschlag, den ich damals in den Wind geschlagen und bis dahin nicht bereut hatte. Aber nun hieß es ärgerlicherweise: Die Weisheitszähne sollten vor der Transplantation entfernt werden, und zwar alle vier. Nachdem mich das eine schlaflose Nacht gekostet hatte, gab es dann doch Entwarnung vom Transplantationsteam in Heidelberg, mit dem wir regelmäßig in Verbindung standen: Die Weisheitszähne sind unproblematisch, sie bleiben drin.

Wie zu erwarten, war das Belastungs-EKG die große Hürde für mich. Nach so vielen grünen Ampeln bei den anderen Untersuchungen stand die Ampel hier plötzlich auf Rot. Noch bevor ich in die Pedale treten durfte, war mein Blutdruck bei 180 zu 110. Ganz ohne Belastung war ich also schon an der Belastungsgrenze. Erst Wochen später, nachdem mein Blutdruck mit neuen Tabletten endlich gut eingestellt war, habe ich das Belastungs-EKG bestanden. Im fünften Anlauf. Für mich waren damit endlich alle Hürden geschafft. Ich war „gesund“ und konnte transplantiert werden.

Jetzt musste nur noch Sabine ihren hohen Blutdruck in den Griff bekommen. Und sie schaffte es tatsächlich: Durch harte Disziplin reduzierte sie ihr Körpergewicht innerhalb weniger

Wochen um fünfzehn Kilo. Bei der dritten 24-Stunden-Blutdruckmessung war dann endlich alles in Ordnung. Auch sie bekam grünes Licht von den Ärzten und war bereit für die Operation.

Nachdem alle Voruntersuchungen abgeschlossen waren, bekamen wir am 2. November 2016 Post von der Uniklinik Heidelberg. „Sehr geehrter Herr Loß, wir freuen uns, Ihnen mitteilen zu können, dass wir Sie ab sofort aktiv auf der Warteliste für eine Nierentransplantation bei Eurotransplant gemeldet haben."

Das war die Bestätigung, dass alle Untersuchungen in Ordnung waren und von meiner Seite aus einer Transplantation nichts mehr im Wege stand. Allerdings hatten wir uns ja entschieden, nicht auf ein passendes Organ von Eurotransplant zu warten, sondern eine Lebendspende durchzuführen.

Nachdem die medizinische Seite abgeklärt war, blieb nur noch das Gespräch bei der Ethikkommission in Karlsruhe. Dort gab es allerdings nur einen Termin pro Monat. Im November war es der 22.11. Langsam lief uns die Zeit davon.

Wir wollten die Transplantation unbedingt noch vor Weihnachten machen. Sabine hatte ihre sämtlichen dienstlichen Termine entsprechend organisiert. Für sie war es eine der größten Herausforderungen, neben den ganzen Vorbereitungen zur Transplantation Vollzeit zu arbeiten und alle ihre dienstlichen Termine mit den medizinischen Untersuchungen in Einklang zu bringen. So gesehen war sie in zwei verschiedenen Welten unterwegs, die sie synchronisieren musste.

Am 14.11. lag dann ein Brief von der Nierenklinik Heidelberg in unserem Briefkasten: Kurzfristig wurden wir für den nächsten Tag nach Heidelberg eingeladen.

Früh am Morgen des 15. Novembers setzten wir uns ins Auto und fuhren wieder einmal in Richtung Süden. Was würde uns erwarten? Das endgültige Aus wegen Sabines Blutdruckproblemen? Gab es doch noch irgendein anderes Problem?

Schließlich wurde es dann doch ein guter Tag für uns. Am Abend habe ich meine Eindrücke vom Tag frisch festgehalten. Das las sich dann so:

„Der entscheidende Tag
15.11.16 21:22

Wir sind gerade zurück aus Heidelberg und irgendwie noch völlig geflasht. Wir haben uns nicht getraut zu spekulieren. Es sind so viele Faktoren!

Dann saßen wir plötzlich in der großen Ärzterunde. Und: alle Signale auf Grün: Sabines Blutdruck ist okay (eher etwas zu niedrig), alle anderen Werte sind OKAY!

Damit hat eine monatelange Zitterpartie endlich ein Ende!

Dann ging es um den Termin. Das Ergebnis: Die Transplantation wird (wenn alles glattgeht) noch vor Weihnachten stattfinden!! Donnerstag müssen wir noch mal nach Heidelberg, nächsten Dienstag nach Karlsruhe zur Ethikkommission und am 28.11. logge ich dann ein in der Klinik.

Wir sind unglaublich erleichtert und froh, und wir sind Gott so unendlich dankbar. Und euch natürlich! Danke für alles Unterstützen und Beten. Die erste große Etappe ist geschafft.

GOTT SEI DANK!"

Besonders beeindruckt waren die Ärzte davon, dass Sabine innerhalb kurzer Zeit fünfzehn Kilo abgenommen hatte. Sie haben das als ein sehr positives Signal gewertet, als ein Zeichen, dass Sabine die Transplantation unbedingt will. Dieser Tag in Heidelberg war für uns ein echter Meilenstein. Jetzt stand einer Transplantation medizinisch gesehen nichts mehr im Wege. Wie benommen sind wir an diesem Tag aus Heidelberg zurück nach Hause gefahren. Beide waren wir überglücklich, dass die Zeit der Unsicherheit und des Wartens jetzt endlich vorbei war. Gleichzeitig war uns klar: Jetzt wird es wirklich ernst. Es war eine seltsame Mischung aus unterschiedlichsten Gefühlen. Ich war nur erleichtert und freute mich. Sabine musste jetzt ihre Termine entsprechend organisieren und sich innerlich darauf einstellen, dass sie bald mit nur einer Niere würde leben müssen.

Am 22. November machten wir uns wieder auf den Weg in Richtung Süden. Diesmal fuhren wir nach Karlsruhe zu unserem Termin bei der Ethikkommission. Am Tag vorher hatte ich leichtes Fieber bekommen und meine Entzündungswerte waren etwas angestiegen. Deshalb besorgten wir unterwegs bei einer Apotheke noch ein Antibiotikum. Wenn man seinen Körper so genau beobachtete, wie ich in dieser Zeit, gab es immer etwas, über das man sich Sorgen machen konnte. Ein kluger Mensch hat einmal gesagt: „Sich Sorgen zu machen ist temporärer Atheismus." Tja … ich weiß, dass ich in der Hinsicht noch einiges zu lernen habe.

Der Termin fand in einem schmucklosen, aber praktischen Neubau der badischen Ärztekammer im Industriegebiet von Karlsruhe statt. Wir wurden ins Wartezimmer gebeten, wo schon zwei Männer saßen, die ebenfalls auf ein Gespräch bei der Kommission warteten. Nach einer knappen halben Stunde wurden Sabine und ich einzeln ins Besprechungszimmer gebeten. Von dem Gespräch selbst habe ich mir nicht viel gemerkt, nur dass es relativ unspektakulär und sachlich war.

Die Ethikkommission soll feststellen, ob die Spende wirklich freiwillig erfolgt, ob Spender und Empfänger psychisch stabil sind und ob ihnen klar ist, was der Eingriff bedeutet. Wie eigentlich zu erwarten war, gab es keine Einwände, und die Kommission teilte uns noch am selben Tag mit, dass sie grünes Licht für eine Lebendspende gab. Auf einem Selfie, das wir beide direkt nach dem Termin auf dem Parkplatz in Karlsruhe gemacht haben, grinsen wir beide glücklich, aber völlig erschöpft in die Kamera. Endlich!

Sechs Tage später sollte ich in der Nierenklinik in Heidelberg aufgenommen werden. Dann würde die medizinische Vorbereitung auf die Transplantation beginnen. Das hieß: Der Eingriff konnte noch vor Weihnachten stattfinden. Alle Hürden waren genommen, die Termine fixiert. Was sollte jetzt noch dazwischenkommen?

Kapitel 14
Transplantation – der erste Anlauf

*„Wenn du Gott zum Lachen bringen willst,
erzähl ihm von deinen Plänen."*

Blaise Pascal, 1623–1662

Die Transplantation war also doch in diesem Jahr noch möglich!

Nach dem vielen Hin und Her der letzten Monate waren wir mehr als heilfroh, endlich auf der Zielgeraden zu sein.

Am 24. November 2016, kurz bevor ich in der Klinik aufgenommen werden sollte, habe ich in meinem Nierentagebuch folgenden Eintrag gemacht:

„Zwischen den Zeiten:

Freitag. Noch drei Mal schlafen, dann geht's ab in die Klinik. Bin irgendwie dazwischen. Morgen das letzte Mal hier Dialyse – wenn alles gut geht.

Frag mich mal, wie es mir geht! Ich kann es schlecht sagen. Versuche die Normalität des Alltags noch zu genießen, bevor es in die Klinik geht. Aber welche Normalität eigentlich? Dass ich mich an die Krankheit gewöhnt habe, an meine Kraft- und Appetitlosigkeit? Es wird alles anders werden.

Ich hoffe so sehr, dass alles klappt. Und irgendwie will ich, dass mein Leben anschließend anders wird. Warum? Weil Sabine mir einen Teil ihres Körpers gegeben hat. Ich finde, da kann man doch nicht einfach so weitermachen.

Ich will die Chance nutzen und gründlich über mein Leben nachdenken, über das, was mein Leben sinnvoll macht. Denn: Wenn alles gut geht, habe ich noch 25–30 Jahre vor mir – und die will ich so leben, dass ich nachher sagen kann: Es war richtig gut. Ich habe was aus der zusätzlichen Zeit gemacht.

Druck? Nein, nicht wirklich. Ich bin unglaublich dankbar für mein Leben bisher. Aber ich spüre mich jetzt an einer Schwelle stehen.

Ist doch gut, wenn es einen Bonus gibt – gerade jetzt. Ich will was machen aus dem, was Gott mir durch meine Lebenserfahrungen anvertraut hat. In letzter Zeit war es so viel Auf-der-Stelle-Treten, ... auch im Beruf. Ich hatte selten den Eindruck, dass ich so richtig gut ausgelastet bin und dass ich von dem geben kann, was ich habe. Zu viel Unterforderung, zu wenig bewegt – viel zu wenig.

Vielleicht ist es auch so, dass Gott will, dass ich eher entspannt an die Sachen rangehe, ihn wirken lasse. Nee, Geduld habe ich wirklich nicht viel ...

Jetzt erst mal durchatmen und abtauchen. In drei Monaten bin ich hoffentlich wieder fit und an Bord. Bin sehr gespannt, was die nächsten Tage und Wochen bringen.

Irgendwie steht die Zeit still.

So viel Stress in den letzten Wochen. Die ganzen Untersuchungen und Termine, die Fahrten nach Heidelberg und nach Karlsruhe. Die Woche in der Klinik in Wetzlar, der extrem hohe Blutdruck, der mir echt Angst gemacht hat. Einsame Nächte mit Tabletten und dem Blutdruckmessgerät. Angst – immer wieder Angst. Dass es in meinem Kopf knallt und ich einen Schlaganfall habe. Dass irgendeine Diagnose ein NO zur Transplantation bedeutet, dass irgendwas passiert ...

Die Angst ist der Erleichterung gewichen. Obwohl die dann schon gar nicht mehr wirklich spürbar war – zu viel Stress, zu viele Emotionen können einen wohl auch irgendwie emotional ausleiern.

Wir sind einfach nur erschöpft. Beide. Aber froh – unglaublich froh, dass jetzt alle Ampeln auf Grün stehen. Es geht los. – Endlich!"

Meine Aufnahme in Heidelberg war für Montag, den 28. November 2016 vorgesehen. Ein Tag nach dem ersten Advent. Das passte gut in unsere Zeitplanung, denn für den ersten Advent hatte Sabine mit ihren Geschwistern wie jedes Jahr ein Familientreffen geplant. Diesmal sollte es in der Nähe von Heidelberg stattfinden, weil beide Geschwister in der Nähe wohnen.

Unser Plan war, dass wir gemeinsam zu dem Treffen fahren und dann zusammen bei unserer Tochter Josefine, die gerade in Heidelberg studierte, übernachteten. Dann konnte Sabine mich am Montagmorgen bei der Klinik abliefern und anschließend wieder zurück nach Wetzlar fahren. Kofferpacken war für den Samstag angesetzt.

Aufgrund meiner vielen Reisen hatte ich schon einiges an Erfahrung in Sachen Kofferpacken. Aber drei Wochen Afrika ist etwas anderes als vier Wochen Krankenhaus. Wanderschuhe und Sonnenschutz würde ich wohl eher nicht brauchen. Trotzdem kam so einiges zusammen, vor allem Wäsche und Bücher. Sonntagvormittag ging es los. Es war ein seltsames Gefühl zu wissen: Wenn ich nach Hause zurückkomme, wird mein Leben anders sein.

Die Familientreffen mit Sabines Geschwistern und deren Familien sind seit Jahren eine schöne Tradition: turbulent und unterhaltsam. Man bringt sich gegenseitig auf den neuesten Stand, isst gemeinsam und geht spazieren. In diesem Jahr war natürlich auch die anstehende Transplantation ein Thema.

Ich selbst war mit meinen Gedanken schon ganz woanders.

Am späten Nachmittag verabschiedeten wir uns. Für das Abendprogramm hatten wir einen Kinobesuch geplant. Es war ein Film aus der Avengers-Reihe – mit Benedikt Cumberbatch, dem Sherlock-Darsteller aus der gleichnamigen Serie in der Hauptrolle, war der Film ein Muss. Cumberbatch spielte in diesem Film einen Arzt: Dr. Strange. Ein sehr erfolgreicher und exzentrischer Chirurg, der sich auf besonders komplizierte Operationen spezialisiert hatte. Und natürlich begann der Film mit Szenen aus einem Operationssaal, und man konnte reichlich viel Blut sehen.

„Na prima", dachte ich. „genau der richtige Film, um mich vom Krankenhaus abzulenken!" Zum Glück schlug der Film dann eine etwas andere Richtung ein und wurde doch noch recht unterhaltsam. Wenn auch für mich zu anstrengend. Es gab viele Special-Effects und hektische Schnitte. Da war ich in den letzten Monaten tatsächlich empfindlich geworden. Ich hatte so viel innerlich zu verarbeiten, dass ich mit zu vielen stressigen Impulsen von außen, sei es Licht oder Musik, nicht mehr gut umgehen konnte. Wahrscheinlich spielten da auch die Medikamente eine Rolle, und meine Erfahrungen mit den Schmerzmitteln, die ich nach der ersten OP bekommen hatte. Ich sehnte mich nach Ruhe, vor allem für mein Inneres, für meine Seele.

Nach einer unruhigen Nacht in der Studenten-WG machten wir uns morgens noch im Dunklen auf zur Klinik. Die Anmeldezeremonie lief ab wie üblich.

Sabine fuhr erst einmal zurück nach Wetzlar. Ein voller Arbeitstag lag vor ihr – eine Herausforderung, wenn man sich in einer so angespannten Situation auf die eigene Arbeit konzentrieren muss, aber auch eine gute Ablenkung.

Ankommen im Klinikalltag

Eigentlich sollte ich schon ab dem ersten Tag auf die Transplantation vorbereitet werden. Aber meine Entzündungswerte waren noch zu hoch. Ich hatte also Zeit, mich zu orientieren und die wirklich notwendigen Dinge des Lebens zu regeln. Zum Beispiel das WLAN für mein iPad einzurichten. Ansonsten habe ich die Freiheit genossen, die ich noch hatte.

Direkt neben der Klinik führte ein kleiner Pfad ans Neckarufer. Hier konnte ich die herrliche Landschaft genießen und die frische Luft. Ich begann wieder mit meinen ausgedehnten Spaziergängen und lernte so nach und nach große Teile des südlichen Neckarufers kennen. Hinter dem Klinikgelände vorbei bis zum Wieblinger Steg, einer Fußgängerbrücke aus Stahl, die über den Neckar und den Kanal führte. In einem kleinen Haus, direkt an den Treppen zum Steg hatten sich offenbar Künstler niedergelassen. Im Garten stand ein quadratischer Blechcontainer. Ganz in Orange. Auf einer Seite zeigte ein Pfeil nach oben: „Export“ stand da geschrieben. Auf der anderen Seite ein Pfeil, der nach unten zeigte. Die Aufschrift: „Import“. Import/Export. Ein gutes Bild für eine Transplantation: Import/Export. Ich musste schmunzeln, als ich den Container fotografierte.

Am Nachmittag war mein erster Dialysetermin in der Nierenklinik. Das war keine normale Dialysestation, sondern hier landeten alle Notfälle aus dem gesamten Klinikum. Entsprechend war auch mein erster Eindruck, den ich mir notierte:

„Sechs Patienten in einem Raum und ich bin wohl hier mit Abstand der Gesündeste. Röcheln, Husten, schwarze Füße, verhärmte Gesichter, ständig Warnsignale von den Geräten. Innerlich schrecke ich richtig zusammen. So viel Krankheit ... und ich kann dem nicht entgehen – jedenfalls nicht für die nächsten 5 Stunden.

Das normale Leben läuft vor dem Fenster ab. Studenten, die sich aufmachen in den Feierabend. So schmal ist der Grat zwischen dem normalen Leben und Krankheit und Tod. So unendlich schmal ... und man kann nichts machen, wenn man mal auf der anderen Seite gelandet ist.

Wenn alles gut geht, gibt es für mich bald wieder ein normales Leben. Ich schwöre: Ich werde es genießen und Gott mein Leben lang dafür dankbar sein."

Die Vorbereitungen beginnen

Tag 3: Visite. Die Entzündungswerte sind etwas zurückgegangen. Gut. „Morgen starten wir mit der Immunadsorption. Der Herr Loß hat Zeitdruck."

Ich musste schmunzeln und war gleichzeitig dankbar, dass das Ganze jetzt doch zügig über die Bühne gehen würde. Das ganze Hin und Her der letzten Monate ... Das hatte Sabine natürlich auch direkt betroffen. Sämtliche Untersuchungen und Termine musste sie mit ihrem vollen Arbeitspensum koordinieren. Und dazu kam der innere Stress. Eine Niere spendet man ja nicht einfach mal so im Vorbeigehen.

An meinem dritten Tag in der Klinik ging es dann tatsächlich los mit den Vorbereitungen. Um dreizehn Uhr hatte ich meinen ersten Termin an der sogenannten Immunadsorption. Jetzt begann die Phase, die ich in meinem Blog überschrieben habe mit den Worten: „Stefan & the machines". Denn jetzt begannen die Ärzte damit, meinen Körper auf die Transplantation vorzubereiten.

Die Voruntersuchungen hatten gezeigt, dass ich zwar nur wenige Antikörper gegen Sabines Blut in meinem Körper hatte, aber ich hatte eben welche. Und die mussten jetzt restlos ausgespült werden. Genauer gesagt, wurden sie sozusagen aus meinem Blut während der Immunadsorption herauszentrifugiert.

Das passierte in einem großen hellen Raum im Erdgeschoss der Nierenklinik. Hier standen nur zwei Betten, aber dafür eine ganze Menge Maschinen. Über meinen Katheter schloss man mich an eine der Maschinen an, ähnlich wie bei der Dialyse. Dann wurde die Maschine gestartet … und es war tatsächlich eine Zentrifuge. So ähnlich wie eine Waschmaschine im Schleudergang, und ähnlich laut.

Mein Blut wurde durch die Maschine geleitet und durch einen speziellen Filter gepresst. Danach ging es wieder zurück in meinen Körper. Da das Blut unterwegs etwas abkühlte, begann ich im Laufe der Behandlung zu frieren. Deshalb bekam ich eine extra Decke, damit ich mich warm einpacken konnte.

Vor und nach jeder Behandlung wurden meine Blutwerte bestimmt und die noch verbliebenen Antikörper ermittelt. Das war in den nächsten Tagen ein Auf und Ab. Nach jeder Behandlung waren die Antikörper deutlich reduziert, gingen dann aber wieder in die Höhe. Deshalb brauchte es einige Behandlungen, damit die Antikörper dauerhaft unten blieben. Für mich waren acht bis zehn solcher Behandlungen geplant, je nachdem, wie hartnäckig die Antikörper sein würden.

Bei dieser ersten Behandlung war ich zwar der einzige Patient, aber ich hatte Gesellschaft. Fachleute der Firma, die die Maschinen herstellte, waren vor Ort und haben sich angeregt mit einigen Ärzten unterhalten. Ich habe nicht verstanden, worum was es ging, aber zwischendurch hatte ich ein nettes Gespräch mit einem der Ingenieure. Eine willkommene Abwechslung. Ansonsten waren diese Tage von einer großen Langeweile geprägt. Nach meiner ersten „Sitzung“ an der Zentrifuge ging es direkt an die Dialyse. Bei jeder Immunadsorption wurden nämlich ein paar Liter Wasser in meinen Körper gepumpt und die mussten wieder raus. Das sollte dann an der Dialyse passieren.

Für mich bedeutete das: Nach fünf Stunden Immunadsorption noch einmal mindestens zweieinhalb Stunden Dialyse. Von Tag zu Tag wurde die Behandlungsdauer erhöht. Ab dem zweiten Termin waren es dann zusammen jeweils neun bis zehn Stunden täglich an den Maschinen. Eigentlich eine langweilige Zeit – für den Körper aber extrem anstrengend.

Nach dem dritten Tag in Folge war ich so erschöpft, dass ich während der Dialyse nicht mehr wusste, wie ich richtig liegen sollte. Ich war völlig platt und gleichzeitig unglaublich hibbelig. Ich fühlte mich wie Sid in *Ice Age*, der sich unruhig auf seinem Stein hin und her wälzt und sich für keine Schlafposition so recht entscheiden kann. Er machte seine Mitreisenden geradezu wahnsinnig. Jetzt konnte ich seine Unruhe verstehen. Ich konnte einfach nicht ruhig liegen bleiben. Alles an mir war zappelig. Alle paar Minuten habe ich die Liegeposition meines Bettes verstellt, aber nichts hat geholfen. Ich fragte die diensthabende Ärztin freundlich, ob es möglich wäre, meine Zeit an der Dialyse zu verkürzen. Aber natürlich bekam ich einen Korb. Auch Betteln half nichts. Ich hatte das Gefühl, ich war kurz davor, wahnsinnig zu werden. Und ich gebe zu: Ich hatte keine guten Gedanken für die Ärztin übrig. Aber es half nichts: Ich musste das Ganze irgendwie überstehen. Und schließlich habe ich es auch irgendwie geschafft. Aber ich wusste auch: Das war mit Sicherheit nicht meine letzte Mammut-Sitzung an den Maschinen gewesen.

Bei meinem abendlichen Telefonat mit Sabine habe ich mich dann ausgeheult. Aber natürlich hat es ihr das auch nicht leichter gemacht. Sie hatte ihre eigenen Baustellen, und natürlich spürte sie den Druck ebenso wie ich. Auch sie war der Situation ausgeliefert. Als heulender Ehemann am Telefon war ich ihr nicht wirklich eine Hilfe. Das hat sie mir zum Glück auch deutlich zu verstehen gegeben.

Es heißt: Liebe ist, die Bedürfnisse des anderen im Blick zu behalten. Das ist mir an diesem Abend sicher nicht gelungen.

Später am Abend schwoll dann auch noch mein Hals zu. Ich konnte kaum noch schlucken und hatte panische Angst, keine Luft mehr zu bekommen. Es war wohl eine allergische

Reaktion auf die vielen Pfefferminzpastillen, die ich gelutscht hatte. Hätte ich doch nur den Werbeslogan auf der Packung *vorher* gelesen: „Sind sie zu stark, bist du zu schwach“! Offensichtlich war ich an diesem Abend wirklich zu schwach dafür. Ich war völlig erschöpft *und* ich wusste, dass ich noch einige Herausforderungen vor mir hatte. Vier Tage Behandlung sollte es noch geben, dann wäre es geschafft. Jetzt ging es „nur“ noch darum durchzuhalten und zu hoffen, dass die Werte sich gut entwickelten, damit wir bald transplantieren konnten. Ein Ende der langen Vorbereitungszeit war in Sicht, endlich!

Kurz vor dem Ziel

Zehn Tage an den Maschinen hatte ich schon hinter mir. Es war Tag fünfzehn in der Klinik, Dienstag, der 13.12., zwei Tage vor der geplanten Transplantation.

Zur üblichen Visite kam dieses Mal nicht nur der Stationsarzt, sondern er wurde von zwei anderen Ärzten und dem Professor begleitet. Sie stellten sich vor meinem Bett auf. Ihr Gesichtsausdruck lag irgendwo zwischen Mitleid und Verzweiflung. Entsprechend gespannt lag ich in meinem Bett und wartete auf die Ansage der Ärzte.

Und dann kam die Nachricht, auf die ich nun wirklich nicht vorbereitet war: Meine Entzündungswerte waren wieder hochgegangen. Die nötige Behandlung würde mindestens zwei bis drei Wochen dauern. In dieser Zeit sei keine Immunsuppression möglich und auch keine Transplantation.

Im Klartext hieß das für mich: Der für übermorgen geplante Operationstermin wurde abgesagt – und ich wurde wieder nach Hause geschickt. Frühester OP-Termin war dann im Januar, wenn die Infektion ausgeheilt sein würde. Natürlich traf mich das wie ein Schlag. *Zwei Tage* vor der geplanten OP!

Aber ich verstand auch, dass die Ärzte auf Nummer sicher gehen wollten. Wäre die Entzündung nicht entdeckt worden, hätte es nach der Transplantation zu Komplikationen kommen können.

Ich telefonierte sofort mit Sabine, und natürlich war sie ebenso frustriert und enttäuscht wie ich. Trotzdem wollte sie wie geplant am nächsten Tag mit dem Auto nach Heidelberg kommen. Allerdings nicht, um sich wie geplant in der Klinik aufnehmen zu lassen, sondern einfach, um mich über Weihnachten wieder nach Hause zu bringen.

Was für eine Enttäuschung. All die Vorbereitungen waren umsonst gewesen.

Am 28. Dezember sollte ich dann wieder stationär aufgenommen werden, vorausgesetzt, die Entzündung wäre bis dahin abgeklungen.

Am 15. Dezember fuhren wir von Heidelberg wieder nach Hause. Es war eine surreale Rückfahrt. Einen Tag vor der geplanten Transplantation. Wir waren beide in einer Art Schockzustand, es war so unwirklich: Gerade noch war ich intensiv auf die Transplantation vorbereitet worden, plötzlich war ich wieder zu Hause und alles war fast wie vorher.

Ich meldete mich wieder zurück zur Dialyse, von der ich mich innerlich schon verabschiedet hatte, die alte Routine kehrte wieder ein.

Und wieder begannen das Warten und die Unsicherheit.

Kapitel 15

Zwischen den Zeiten – Weihnachten in der Parallelwelt

„Denn uns ist ein Kind geboren!
Ein Sohn ist uns geschenkt!
Er wird die Herrschaft übernehmen.
Man nennt ihn ‚Wunderbarer Ratgeber',
‚Starker Gott', ‚Ewiger Vater', ‚Friedensfürst'".

JESAJA 9,5 (HFA)

An das Weihnachtsfest 2016 habe ich nur noch verschwommene Erinnerungen. Eigentlich hatte ich mich ja darauf eingestellt, diese Zeit in der Klinik zu verbringen. Jetzt war ich zu Hause und merkte, dass mich das überforderte. Meine Familie spürte das natürlich auch. Sie hatten es in diesen Tagen nicht leicht mit mir. Ich war müde von den Anstrengungen der letzten Wochen. Enttäuscht, schnell genervt und innerlich oft abwesend.

Ganz besonders war dieses Weihnachtsfest vor allem deshalb, weil es das erste Weihnachten mit Elise war, gerade ein Dreivierteljahr alt. Sie brachte Leben in die Bude und machte das Auspacken der Geschenke zu einem echten Fest.

Ich selbst fühlte mich irgendwie in einer Parallelwelt. Auch während der Feiertage musste ich dreimal in der Woche zur

Dialyse. Und der nächste Aufnahmetermin in der Klinik rückte immer näher. Sabine und ich waren immer noch sehr angespannt. Seit Mitte Dezember nahm ich Antibiotika, um die Infektion in meinem Körper zu bekämpfen. Durch die Medikamente und nach den anstrengenden Vorbereitungen auf die Transplantation war ich sehr erschöpft. Mein Körper war am Ende und auch psychisch machte mir das alles zu schaffen. So sehr, dass ich Angst bekam, wieder in die Klinik zu gehen.

Ich fühlte mich zu erschöpft, um diese ganze Prozedur erneut über mich ergehen zu lassen. Ich hatte Angst, es nicht zu schaffen.

Sabine hatte dafür kein Verständnis. Nach dem vielen Hin und Her vor Weihnachten wollte sie die Transplantation jetzt so schnell wie möglich hinter sich bringen – schließlich hätte ja jederzeit wieder etwas dazwischenkommen können.

Meine Entzündungswerte gingen nur langsam zurück. Deshalb war bald klar, dass es mit dem Kliniktermin am 28.12. wohl nichts werden würde.

Nicht nur das Weihnachtsfest war eine Herausforderung. Auch Silvester war in diesem Jahr anders.

„Nicht noch so ein Jahr!", habe ich den Jahresrückblick in meinem Notizbuch überschrieben. Mein „Draht zu Gott" war in diesen Tagen ziemlich angespannt. Anfang Januar habe ich mir meine Gefühle und Gedanken einfach mal von der Seele geschrieben. Wäre ich König David aus der Bibel, hätte das vielleicht sogar ein Psalm werden können. Viele seiner Psalmen sind ja in herausfordernden Situationen entstanden, in denen er aus seinem Herzen keine Mördergrube gemacht hat. Wie er habe ich einfach alles rausgelassen. Gott hält das aus. Mein Selbstgespräch und mein Gespräch mit Gott vom 10. Januar 2017 hörten sich so an:

„Wie hättest du's denn gerne?

Warum kann Gott mir nicht mal diese Frage stellen? Wie bei der Kaffeemaschine: Kaffee mit oder ohne Milchhäubchen?

Ich hätte schon ein paar Ideen, wie mein Leben weitergehen könnte, wie aus einigen aktuellen Herausforderungen etwas Gutes werden könnte. Ein paar Wunder an der richtigen Stelle, und alles ist wieder im Lot.

Aber: Gott fragt mich nicht, zumindest nicht so wie bei einem Wunschkonzert. Schade eigentlich, das würde vieles leichter machen in unserer Beziehung.

Manchmal frage ich mich ernsthaft, ob Gott mich überhaupt hört, wenn ich bete. Und wenn – warum er mir anscheinend nicht richtig zuhört. Schließlich heißt es in der Bibel doch: Bittet, so wird euch gegeben werden.

Na ja, jetzt sitze ich hier mit einer unheilbaren Krankheit, die mir mein Leben schwer macht und höchstwahrscheinlich auch deutlich verkürzt. Hat Gott sich das so vorgestellt? Will er das?

Menschen haben für mich gebetet, hatten Prophetien und gute Worte, und trotzdem sind meine Nieren kaputtgegangen. Vielleicht war die Herausforderung für Gott einfach zu groß und er ist an meinen Nieren gescheitert? Nach dem Motto: Die Welt erschaffen und am Laufen halten – kein Problem. Aber Stefans Nieren heilen – das ist zu viel verlangt.

Darf man so denken?

Es gibt Fragen, auf die gibt es wohl richtige Antworten, aber manche Fragen muss man wohl einfach im Raum stehen lassen. Die stehen dann so dumm in der Gegend rum, sind traurig, weil kaum einer sich traut, sie zu stellen. Aber sie wissen genau: Wenn jemand endlich mal den Vorhang heben würde, würden sie zu Staub zerfallen, weil sie so überflüssig sind, wenn Gott auf der Bühne des Lebens das Licht anknipst."

Wenn ich das jetzt wieder lese, spüre ich die Spannung, unter der ich damals stand. Der Jahreswechsel 2016/2017 war eine harte Zeit. Natürlich war ich froh über die Perspektive, bald mit einer neuen Niere leben zu können. Aber diese Zwischenzeit war für uns beide, sowohl für Sabine als auch für mich, kaum auszuhalten. Denn schließlich war uns klar: Eine kleine Infektion reichte schon, um unsere Transplantation weiter hinauszuschieben oder sogar ganz unmöglich zu machen.

Kapitel 16
Der zweite Anlauf – die Transplantation

„Beschütze mich, Gott,
denn bei dir suche ich Zuflucht!“

PSALM 16,1 (HFA)

Am 26. Januar bekamen wir Post aus Heidelberg. Es waren gute Nachrichten: Die Ärzte hatten einen neuen OP-Termin für den 3. März festgesetzt. Wir sollten vorher noch einmal zum Gewebetest vorbeikommen. Die letzten Ergebnisse aus der Immunologie waren mittlerweile schon zu alt, deshalb musste neu getestet werden. Aber da wir das ganze Prozedere ja schon einmal mitgemacht hatten, erwarteten wir keine bösen Überraschungen. Warum sollten die Ergebnisse nun anders sein?

Wenige Tage später hatte ich dann meine letzte Dialyse in meiner heimischen Dialysestation. Ich traute mich kaum, mich von den netten Pflegern dort zu verabschieden. Wer konnte wissen, wie es dieses Mal ausgehen würde?

Am Montag, dem 13. Februar, checkte ich wieder in der Heidelberger Nierenklinik ein. Der Weihnachtsbaum war mittlerweile abgeräumt. Ich wurde freundlich begrüßt: „Hallo Herr Loß, schön, dass Sie wieder da sind. Die netten Patienten merkt man sich.“ Auch mein neues Zimmer war mein altes. Ich konnte also nahtlos dort anknüpfen, wo ich mich kurz vor Weihnachten ausgeklinkt hatte. Schon am zweiten Tag war die Routine wieder eingekehrt. Ich hatte wieder die üblichen Termine: am Morgen fünf Stunden Immunadsorption und am Nachmittag Dialyse. Meine Werte waren so weit okay, die Entzündung war eingedämmt. Ich spürte allerdings, anders als beim ersten Mal, dass ich großen Respekt hatte vor dem, was in den nächsten Tagen auf mich zukommen würde. Ich kannte das Ganze ja bereits … und es hatte mich an meine Grenzen gebracht – körperlich und psychisch. Ich hoffte sehr, dass ich dieses Mal alles besser vertragen würde. Aber eine Herausforderung war es auf jeden Fall. Eigentlich sollte mich ja die Tatsache motivieren, dass ich – wenn alles gut ging – bald wieder ein fast normales Leben würde führen können. Aber nach den Erfahrungen der letzten Wochen war ich zurückhaltend geworden, was solche Hoffnungen anging. Ich hoffte einfach nur, dass mir in den nächsten Tagen nicht die Kräfte ausgingen. Einen Schritt nach dem anderen!

Am nächsten Morgen das übliche Programm: Wecken, Blutdruckmessen, Blutabnehmen und auf die Waage. Nach dem Frühstück der erste Termin bei der Immunadsorption. Ich kannte mich schon aus, deshalb nahm ich die Abkürzung über die Hintertreppe. Meine Unterlagen, Handy, Kopfhörer und Lesestoff hatte ich dabei. Ich war also bereit für die nächste Runde: Fünf Stunden an der Zentrifuge, damit meine Antikörper rausgespült werden. Diesmal war ich nicht der einzige Patient. Im Bett gegenüber lag ein Mann – ungefähr in meinem Alter –, der das gleiche Programm durchmachte. Ich freute mich über Gesellschaft und begann einen kleinen Small Talk nach dem Motto: „Werden Sie auch auf die Transplantation vorbereitet?“ Ich merkte, wie er innerlich zusammenzuckte. Er verneinte. Und dann erzählte er mir seine Geschichte: Er hatte vor zehn Jahren eine Niere von seiner Frau bekommen.

Jetzt gab es eine akute Abstoßungsreaktion und es drohte ein Verlust der Niere. Deshalb lag er hier im Bett neben mir. Die Antikörper sollten aus seinem Blut gespült werden, damit er die Niere behalten konnte. Er hatte sich darauf eingestellt, dass das eine längere Prozedur werden würde. Er kannte es ja schon von der Transplantation. Ich spürte, wie sehr ihn das Ganze belastete.

Später traf ich ihn beim Spazierengehen. Seine Frau hatte ihn nach Heidelberg begleitet. Ich sagte ihr, wie toll ich es finde, dass sie ihrem Mann eine Niere gespendet hat. „Ja", meinte sie mit Tränen in den Augen, „Das war eine gute Entscheidung. Zehn gute Jahre waren auch wirklich schön, aber die Zeit ist dann doch recht schnell vorbeigegangen."

Es hat mich sehr bewegt zu sehen, wie die beiden unter der Situation litten und wie entschlossen sie waren, gemeinsam durch diese harte Zeit zu gehen. Zweimal lag er bei der Immunadsorption noch im gleichen Behandlungszimmer wie ich. Geredet haben wir nicht mehr viel, weil jeder mit sich selbst zu tun hatte. Dann kam er nicht mehr. Später habe ich gehört, dass er die Behandlung abgebrochen hat. Er hat die Belastungen wohl einfach nicht mehr ertragen – die körperlichen durch die Behandlung und auch die psychischen. Beides zusammen war für ihn wohl einfach zu viel. Wahrscheinlich hat er die Niere seiner Frau verloren. Ich erinnere mich an unser Gespräch: „Zehn Jahre waren dann doch eine kurze Zeit."

Viele ähnliche Geschichten habe ich in meiner Zeit in der Klinik mitbekommen. Ich bin neugierig und empathisch, nehme gerne Anteil an den Schicksalen anderer Menschen. Aber in dieser Zeit der Vorbereitung auf die Transplantation habe ich gespürt, dass meine Möglichkeiten, mit anderen mitzuleiden, sehr begrenzt waren. Ich hatte so viel mit mir selbst zu tun, dass mir oft einfach die Kraft fehlte, mich mit anderen Schicksalen näher zu beschäftigen. Ich bewundere alle Menschen, die trotz eigener gesundheitlicher Herausforderungen noch das Wohl anderer im Blick behalten. Ich habe das damals nicht geschafft.

Endlich geht es los

Wie schon beim ersten Anlauf zur Transplantation habe ich jede freie Minute genutzt, mich zu bewegen. Allerdings war es jetzt Mitte Februar und das Wetter spielte nicht immer mit.

An einem regnerischen Abend habe ich meinen abendlichen Spaziergang kurzerhand nach drinnen verlegt. Kopfhörer auf die Ohren und dann ab durch die Gänge und Treppenhäuser des Klinikums. Über unterirdische Gänge ist die Nierenklinik mit dem Rest der Uniklinik verbunden. Tagsüber werden hier die Patienten zum MRT oder Röntgen gebracht. Die Wege sind weit. Die Pfleger, die hier für den internen Patiententransport zuständig sind, legen pro Tag bis zu zwanzig Kilometer zurück. Einen halben Marathon. Heute Abend war das mein Revier. Immerhin konnte ich so über verschiedene Treppenhäuser und durch lange Gänge locker einige Kilometer im Trockenen quer durch das Klinikum laufen. Google Maps hat mir dabei geholfen, nicht den Überblick zu verlieren.

An den besseren Tagen zog es mich zu den alten Treidelpfaden am Neckarufer. Der Ausblick auf Neckar, Altstadt und Schloss erinnerte mich an meine Zeit als Student. Auf der legendären Neckarwiese habe ich Mitte der 1980er-Jahre viel Zeit verbracht mit „meinen Philosophen“: Hegel, Kant, Hobbes und Rousseau. Die Wiese war sozusagen meine erweiterte Uni-Bibliothek – der ideale Platz zum Lernen. Aber auch mit Freunden … und natürlich mit Sabine. Das war die Zeit, als wir frisch verheiratet waren und noch keine Kinder hatten. Der Ort machte mich melancholisch, aber er hatte auch eine gewisse Ruhe, und genau das brauchte ich jetzt. Ich musste unbedingt an die frische Luft, vor allem nach den stundenlangen Sitzungen an den Maschinen. Und wenn so ein wunderbares Stück Natur direkt vor der Tür lag, dann war das doch ein echtes Geschenk. Nach bis zu zehn Stunden Behandlung war das genau die Abwechslung, die ich brauchte. An manchen Tagen bin ich so mehr als zehn Kilometer draußen unterwegs gewesen. Wie schön es sein konnte, einfach frei zu sein und zu laufen, so weit die Füße trugen! Gott sei Dank konnte ich das genießen.

Hin und wieder gab es auch Tage ganz ohne Termine an den Maschinen. An einem dieser Tage habe ich mich mit unserer Tochter Josefine beim Italiener verabredet. Wir setzten uns an einen Tisch im Freien und genossen die Sonnenstrahlen. Selten haben mir ein alkoholfreies Weizenbier und eine Pizza besser geschmeckt!

Unser Sohn Christian verschaffte mir Ablenkung, in dem er mich immer mal wieder per Mail und WhatsApp an seinem bewegten Leben teilhaben ließ. Als Redakteur und Moderator war er für verschiedene Produktionen in halb Europa unterwegs. Trotzdem erkundigte er sich regelmäßig nach dem Stand der Dinge in Sachen Transplantation. Auch zu Johanna hatte ich einen regen Kontakt. Sie schickte mir neue Fotos unserer kleinen Elise und brachte so Farbe in den tristen Klinikalltag. Elise war einfach ein Sonnenschein. Ich war dankbar, eine solche Familie um mich zu haben.

Am 17. Februar war wie üblich Visite – diesmal aber mit einer großen Überraschung: „Ihre Werte sind jetzt gut, wir nutzen das, um Ihre Transplantation eine Woche früher anzusetzen." Neuer OP-Termin war also der 24. Februar, Freitag in einer Woche.

Ich war erst einmal sprachlos, dann extrem glücklich. Das bedeutete: eine Woche weniger Behandlungen an den Maschinen, eine Woche weniger Risiko, mir irgendeinen Infekt einzufangen. Sobald die Ärzte aus dem Zimmer waren, schickte ich Sabine eine begeisterte WhatsApp-Nachricht. Was ich wieder einmal nicht im Blick hatte, war, dass diese erneute Terminverschiebung für sie natürlich der Horror war. Sie hatte alles so geplant, dass sie Anfang März zur Transplantation in die Klinik kommen konnte. Sie war in Verpflichtungen eingebunden, und jetzt musste sie sehr kurzfristig alles über den Haufen werfen und sich ausklinken. Natürlich war ihre Antwort auf meine guten Nachrichten nicht sehr begeistert. Eher das genaue Gegenteil. Ich biss mir auf die Lippen. Mist: Ich hatte wieder mal nur meine eigenen Interessen im Blick gehabt und völlig ausgeblendet, welchen Stress Sabine mit der erneuten Terminverschiebung haben würde. Trotz allem hat sie sich nach dem ersten Schock mitgefreut. Sie wusste ebenso wie ich, dass jederzeit etwas dazwischenkommen konnte. Je eher die Transplantation stattfand, desto besser.

Kapitel 17
Der Endspurt – die Transplantation

„Meine Hilfe kommt vom HERRN,
der Himmel und Erde gemacht hat!“

Psalm 121,2 (Hfa)

Der 24. Februar 2017 sollte nun der neue Transplantationstermin sein. Für mich begann der medizinische Endspurt. Die Immunadsorption war erfolgreich abgeschlossen, es waren dauerhaft keine Antikörper mehr in meinem Blut nachweisbar. Seit einiger Zeit schon nahm ich Medikamente zur Immunsuppression, damit mein Körper sich auf den neuen „Gast“ – Sabines Niere – entsprechend einstellen konnte. Auch mit den entsprechenden Nebenwirkungen hatte ich zu tun: Meine Hände zitterten deutlich wahrnehmbar. Ich hoffte, dass das nur eine vorübergehende Erscheinung bleiben würde. Jetzt ging es in die letzte Stufe der Vorbereitung: Am 22. Februar, also zwei Tage vor dem geplanten OP-Termin, bekam ich zum ersten Mal eine sogenannte Plasmapherese. Heißt: Bei der Behandlung wurde nach und nach mein eigenes Blutplasma durch fremdes Plasma ersetzt.

Begleitet wurde das Ganze durch starke Medikamente, die ich als Vorbereitung auf die Transplantation jetzt schon nehmen musste. Eine große Dosis Cortison tropft nach und nach in meinen Körper. Ich machte mir nicht allzu viele Gedanken darüber, weil ich davon ausging, dass die Ärzte schon wussten, was sie taten. Jetzt ging es vor allem darum, dass mein Körper das neue Organ gut annehmen würde.

Dass ich als Nebenwirkung ausgesprochen seltsame Träume hatte und auch tagsüber nicht immer zwischen Traum und Wirklichkeit unterscheiden konnte, war mir zu dem Zeitpunkt herzlich egal. Ich ging davon aus, dass das nur vorübergehende Symptome waren und dass das Ganze nicht lange dauern würde.

Noch am gleichen Tag hatten die Ärzte erneut schlechte Nachrichten, was den Transplantationstermin anging. Diesmal musste er aus organisatorischen Gründen verlegt werden. Geplant wurden die Operationen von den Chirurgen, und die hatten vor unsere Transplantation kurzfristig noch zwei dringende Lebertransplantationen gelegt. Wenn alles gut gegangen wäre, hätten unsere OPs dann ab sechzehn Uhr stattfinden können. Vorausgesetzt, es käme kein Notfall dazwischen, was in einer so großen Klinik aber natürlich jederzeit passieren konnte. Das war meinem Ärzteteam dann doch zu riskant.

Sie wollten, dass ich auf den Punkt für die Transplantation vorbereitet war und dass die Eingriffe bei Sabine und bei mir optimal geplant werden konnten. Bei der aktuellen Terminlage der Chirurgen war das aber kaum möglich. Deshalb mussten die Eingriffe also erneut verschoben werden. Diesmal allerdings um ein paar Tage nach hinten. Für uns beide hieß das: weiter warten, hoffen und beten.

Sabine war zwischenzeitlich schon nach Heidelberg angereist. Sie war sehr erschöpft von dem Hin und Her. Nach der ersten Enttäuschung über die erneute Verschiebung war sie froh über ein wenig Zeit zum Ausruhen. Schlafen konnte sie in der Zwischenzeit in Josefines Studenten-WG.

Der vertraute Bibelvers begleitete mich in diesen Tagen:

„Alle eure Sorge werfet auf ihn, denn er sorgt für euch." Das passte sehr gut in meine aktuelle Situation, denn Grund, mir Sorgen zu machen, hatte ich genug. Obwohl jetzt alle Zeichen auf Grün standen im Hinblick auf die Transplantation, war da nach den Erfahrungen der letzten Monate immer noch die Angst, ob das alles wirklich so klappen würde.

Eine willkommene Abwechslung waren für mich in dieser Wartezeit die Gespräche mit Pflegern und Mitpatienten. Mehmet war mein neuer Zimmerkollege. Er musste alle paar Jahre in die Klinik, weil er immer wieder Probleme mit den Nieren hatte. Von Anfang an hatten wir einen guten Draht zueinander. Er ist Musiker, Sozialpädagoge und ein sehr netter und fröhlicher Mensch. Bei der Frage nach meinem Job waren wir direkt beim Thema Glaube. Als Redakteur bei einem christlichen Medienunternehmen outet man sich da recht schnell. Es war spannend, mit ihm über Gott und die Welt zu reden. Wir tauschten Handynummern aus, aber leider ist der Kontakt im Laufe der Zeit abgerissen. Ich hoffe, es geht ihm gut. Und wer weiß: Vielleicht laufen wir uns ja irgendwann mal wieder über den Weg.

Mit Sabine habe ich manche Nachmittage bei langen Spaziergängen am Neckar verbracht, oft bei strahlendem Sonnenschein.

An der Neckarwiese haben wir ein gemeinsames Foto gemacht mit dem Schloss im Hintergrund. Eine Erinnerung an diese besondere Zeit vor der Transplantation. Dann musste ich wieder an die Dialyse. Wenn diesmal alles wie geplant klappen würde, wäre das das vorletzte Mal. Der Samstag war frei von Terminen und am Sonntag gab's noch einmal das ganze Programm: Plasmapherese und Dialyse. Montag sollte es dann für uns beide in die Chirurgie gehen, und für Dienstag, den 28. Februar, war die OP vorgesehen.

Wie geplant wurde ich am Montagmorgen zur Vorbereitung

der Transplantation in die chirurgische Klinik verlegt. Mit Sack und Pack transportierten sie mich die paar Hundert Meter im Krankenwagen. Sabine wurde schon am Morgen dort stationär aufgenommen. Die letzten vierundzwanzig Stunden vor der OP waren angebrochen. In meinem Blog las sich das so:

„Nur noch 24 Stunden

27. Februar 2017
Wir sind beide in der chirurgischen Klinik eingeloggt. Arztgespräche, Aufklärung, Anästhesie, Röntgen und so weiter. Alles durch. Bei meiner letzten Dialyse in der Chirurgie war Sabine mit dabei. Wie die Dinge stehen, war das nun wirklich meine letzte Dialyse ever.

Alle Werte sind nach wie vor super. Sabine liegt auf einer normalen Station, ich bin auf einer Art Intensivstation untergebracht. Da komme ich auch morgen nach dem Aufwachen hin. Vollgestopft mit Geräten und Kabeln. Ab morgen werde ich zumindest einen Teil davon brauchen. Bin froh, dass ich die Erfahrung vom Sommer gemacht habe und ungefähr weiß, was auf mich zukommt. Die ersten Tage werden wie im Rausch vergehen mit den richtigen Medis. Spannend ist dann, wie schnell und wie gut die Niere anfängt zu arbeiten. So, der nächste Post ist dann wahrscheinlich während der OP und kommt von Johanna.

Danke, dass ihr an uns denkt!"

Johanna, unsere älteste Tochter, hatte sich bereit erklärt, den Blog weiterzuführen, solange wir unter dem Messer waren. Sie hatte alle nötigen Telefonnummern, und die Ärzte wollten sie telefonisch auf dem Laufenden halten, sobald es etwas zu berichten gab.

Am Dienstagmorgen begann nach einer unruhigen Nacht das Warten. Ich wurde angemessen eingekleidet mit dem OP-

Umhang und einem Häubchen. Und so lag ich in meinem Bett und wartete. Geplant war der Eingriff bei Sabine eigentlich schon für sieben Uhr ... und ich sollte gleich anschließend an der Reihe sein. Aber offensichtlich war doch wieder etwas dazwischengekommen. Informationen gab es kaum, es hieß einfach weiter warten. Kommunizieren konnten wir nur via WhatsApp, weil Sabine mich auf der Station nicht besuchen durfte. Am Morgen haben wir uns noch kurz gegenseitig Mut gemacht. Dann kamen keine Antworten mehr. Erst später erfuhr ich, dass sie gegen Mittag in den OP gebracht wurde zur Entnahme der Niere. Der Eingriff verlief wie geplant, es gab – Gott sei Dank! – keine Komplikationen.

Ich wartete weiter. Es wurde Nachmittag. Mein Bettnachbar, von dem ich nur durch einen Vorhang getrennt war, bekam Besuch von seiner Frau. Ihm ging es nach der zweiten Lebertransplantation gar nicht gut. Er kam einfach nicht mehr auf die Beine, und es schien, als hätte er die Hoffnung verloren. Seine Frau las ihm einen Brief laut vor, den Freunde geschickt hatten. Zu meiner Überraschung kam Psalm 121 darin vor. Atemlos hörte ich zu:

„Ich hebe meine Augen auf zu den Bergen.
Woher kommt mir Hilfe?
Meine Hilfe kommt vom HERRN,
der Himmel und Erde gemacht hat.
Er wird deinen Fuß nicht gleiten lassen,
und der dich behütet, schläft nicht.
Siehe, der Hüter Israels schläft noch schlummert nicht.
Der HERR behütet dich;
der HERR ist dein Schatten über deiner rechten Hand,
dass dich des Tages die Sonne nicht steche
noch der Mond des Nachts.
Der HERR behüte dich vor allem Übel,

er behüte deine Seele.
Der HERR behüte deinen Ausgang und Eingang
von nun an bis in Ewigkeit!"
Psalm 121 (Luther 2017)

In dem Moment konnte ich diese Worte für mich nehmen. Ich lag in meinem Bett und war tief berührt. Diesen Text gerade jetzt zu hören, „zufällig" zitiert aus einem Brief von Freunden eines unbekannten Patienten. Gott hatte mir so seinen Segen mitgegeben.

Ich spürte förmlich seine Hand auf meiner Schulter. Und dann hörte ich eine Stimme: „Herr Loß, jetzt sind Sie an der Reihe." Es war der Pfleger, der mich in den OP bringen sollte. Was für ein Timing, was für ein Gott!

Im Vorbeirollen bedankte ich mich freundlich bei der Frau meines Bettnachbarn für den Psalm. Ich wurde in den OP gerollt, den Blick nach oben. Im linken Augenwinkel sah ich dort einen kleinen fest verschlossenen grauen Plastikbehälter. Sabines Niere wartete schon eisgekühlt auf mich. Es folgten das routiniert freundliche Gespräch mit dem Anästhesisten und der Filmriss beim Zählen irgendwo zwischen 6 und 9. Es war tatsächlich ernst geworden.

Unsere Tochter Johanna blieb die ganze Nacht wach und hielt während des Eingriffs Kontakt zu den Ärzten im OP. Via Blog informierte sie unseren Freundeskreis. Vor allem unsere drei Kinder fieberten in dieser Nacht mit. Hier Johannas Einträge in der Nacht vom 28. Februar auf den 1. März 2017:

28. Februar, 18.00 Uhr

„Um 17.11 Uhr schrieb Papa, dass es jetzt losgeht. Die heiße Phase beginnt. Bitte betet für Konzentration bei den Operateuren. Nach diesem bereits langen OP-Tag mit einigen Notfällen können sie das sicher gut gebrauchen!

Mama wacht wahrscheinlich gerade langsam aus der Narkose auf, wenn ich den Ablauf richtig verstanden habe. Bitte betet auch für sie, dass ihre verbliebene Niere die Arbeit der entnommenen zügig übernimmt und der Heilungsprozess des Bauchschnitts optimal verläuft. Diese mutige Frau!

Mein nächstes Update wird wahrscheinlich erst später am Abend sein!

Liebe Grüße, Johanna"

Um 22.11 Uhr dann der nächste Eintrag von Johanna:

„Nachteulen; es ist schon wirklich sehr bewundernswert, was das Operationsteam gerade leistet!

Papas OP läuft noch. Mama ist wieder auf Station und wird gut umsorgt. Gerade habe ich mal nach Heidelberg telefoniert, um den aktuellen Stand zu erfahren. Wenn die OP abgeschlossen ist und ich informiert wurde, bekommt ihr das wahrscheinlich vorerst letzte Update von mir."

Um 23.57 schrieb sie ein kurzes Update, dass ihr Papa noch im OP ist. Um 02.11 Uhr hat sie dann die erlösende Nachricht geschrieben:

„Alles gut gelaufen. Papa und Mama sind wohlauf. Die Niere funktioniert."

Und am nächsten Morgen war ich schon wieder so fit, dass ich selbst etwas in unseren Blog schreiben konnte. Das las sich dann so:

1. März, 7.52:

„7 Liter! ... sind schon durchgelaufen. Die Niere ist schon auf dem OP-Tisch angesprungen. Ich werde mit NaCl (Kochsalzlösung) abgefüllt, damit ich nicht trockenfalle. Titer-Werte sind super. Besser hätte es nicht laufen können.

Stand heute schon wieder kurz auf eigenen Füßen, bin aber noch extrem schlapp. Halleluja! OP gelungen, Niere läuft.

Sabine ist auch froh und glücklich, aber auch extrem erschöpft. Hoffe sehr, dass wir uns bald sehen können. Ein dickes Danke an Johanna für deinen Einsatz! Wir sind extrem glücklich und dankbar!!!

Stefan"

Ja, besser hätte es nicht laufen können. Nach mehr als acht Monaten Wartezeit hatte es endlich geklappt. Der 1. März 2017 – in diesem Jahr war es der Aschermittwoch – wird für Sabine und mich immer ein besonderer Tag bleiben. Von wegen: „Am Aschermittwoch ist alles vorbei" – wie die Narren singen! Aschermittwoch 2017 ist für mich der Tag, an dem etwas Neues, Großes, Wunderbares angefangen hat. Das Leben mit meiner neuen Niere.

Der große Schritt war endlich vollzogen. Sabine hatte den Eingriff gut überstanden. Aber sie war noch sehr müde und brauchte noch ein paar Tage, um wieder auf die Beine zu kommen.

Besonders bewegt haben uns die vielen Kommentare und Grüße von Freunden aus der ganzen Welt, die wir in den nächsten Tagen bekamen. Menschen, die in dieser ganzen Zeit an uns gedacht und für uns gebetet hatten. Es tat einfach gut zu wissen: Wir waren in dieser herausfordernden Zeit nicht allein gewesen!

Kapitel 18
Nach der Transplantation

„Den Erschöpften gibt er neue Kraft,
und die Schwachen macht er stark."

JESAJA 40,29 (HFA)

Tag 1 nach der Transplantation

Sabines Niere hat vom ersten Moment an super funktioniert. Literweise tropfte NaCl in mich hinein – und die neue Niere pumpte die Flüssigkeit genauso schnell wieder hinaus. Schon am ersten Tag waren es fast sieben Liter. Besser ging es nicht! Das Pflegepersonal kam mit dem Beutelwechsel kaum hinterher. Apropos Beutel: Fünf Schläuche hingen mir an unterschiedlichen Stellen aus dem Körper. Das sah irgendwie seltsam aus. Aber da ich aufgrund der Medikamente fast keine Schmerzen hatte, war mir auch das herzlich egal … bis dann am frühen Nachmittag der Physiotherapeut erschien und mich allen Ernstes zum Aufstehen bewegen wollte. Ein Déjà-vu, das mich sehr an meine erste Operation erinnerte. Natürlich protestierte ich wieder und wies auf die vielen Schläuche hin, die aus mir herausragten. Aber offensichtlich war der Physiotherapeut solchen Widerspruch gewohnt. Er brachte den überdimensionalen Rollator an mein Bett, der mit Halterungen für alles mögliche Equipment versehen war. Ich hatte Angst, aus Versehen auf einen der Schläuche zu treten.

Irgendwann hatten wir das Ganze fertig sortiert und ich konnte mich tatsächlich aus dem Bett erheben und ein paar Schritte laufen. Schummrig war mir schon, aber die Füße taten das, was sie sollten. Für den Rest sorgten der Rollator und der Pfleger gemeinsam. Nach ein paar Metern auf dem Flur zog es mich zurück in mein Bett und die ganze Sortiererei ging von vorne los.

Als wir damit fertig waren und ich erschöpft wieder im Bett lag, bekam ich noch eine durchsichtige Plastiktrompete mit einem eingebauten Windrad in der Mitte. Damit sollte ich meine regelmäßigen Atemübungen machen, damit meine Lungen fit blieben. Durch das viele Liegen steigt nämlich das Risiko einer Lungenentzündung. Und das hätte für mich als frisch Transplantierten gefährlich werden können. Wo doch mein Immunsystem gerade mehr oder weniger abwesend war.

Schon am ersten Tag nach der Operation kam mein Vater zu Besuch. Im grünen OP-Kittel und mit Mundschutz wurde er in mein Zimmer gelassen.

Ich bekam weiter starke Medikamente gegen eine Abstoßung. Zum Glück vertrug mein Körper die Chemie relativ gut. Die Schmerzmittel, die ich per Tropf bekam, halfen mir dabei, recht entspannt mit der Situation umzugehen. Nur einige kleine Probleme bei der Unterscheidung zwischen Traum und Wirklichkeit hatte ich wieder einmal zu bewältigen.

Ich war zum Beispiel fest davon überzeugt, dass sich die netten Pflegerinnen und Pfleger mitten in der Nacht in einem besonderen Raum auf der Station trafen. Das musste so eine Art Port-Raum sein, der sie vorübergehend an einen anderen Ort „beamte". Von ein Uhr nachts bis fünf Uhr morgens waren sie dann gemeinsam am Strand oder sie waren Skifahren, da bin ich mir nicht mehr so sicher. Dann kamen sie auf dem gleichen Weg zurück. Natürlich taten sie so, als ob ich das nicht gemerkt hätte – und ich tat so, als ob ich das nicht wüsste.

Mir war natürlich klar, dass ich diesen Ausflug in den Kurzurlaub nur geträumt haben konnte. Aber so ganz sicher war ich mir dann doch nicht. Ich war durch die Medikamente so durch den Wind, dass ich sie am nächsten Abend fast gefragt hätte, ob sie mich bei ihrem nächsten Ausflug nicht mitnehmen wollten.

Am Tag zwei nach der OP konnte Sabine mich schon kurz besuchen kommen. Dick vermummt, mit grünem Kittel und Mundschutz durften Besucher nur einzeln zu mir. Zu hoch war die Gefahr, dass ich mir irgendetwas einfing. Es war einfach wunderschön, sie wiederzusehen.

Sie war noch ziemlich geschafft von der OP, und ihr Körper musste sich erst noch daran gewöhnen, dass nun eine Niere fehlte. Auf einen Schlag hat sie immerhin fast die Hälfte ihrer Nierenfunktion verloren.

Auch mein Vater und Johanna mit ihrer Familie kamen zu Besuch. Jeder einzeln und nur für ein paar Minuten. Elise musste leider draußen bleiben. Ich habe mich sehr über den Besuch gefreut, aber ich merkte auch, wie erschöpft ich noch war.

Tag 5 nach der Transplantation

Es ist Sonntag. Ich habe mich an die Routine in der Klinik längst gewöhnt. Körperpflege im Bett, Frühstück, ein paar Schritte auf dem Gang. Per Internet habe ich mir anschließend einen Gottesdienst aus der Willow-Creek Gemeinde in Chicago angeschaut. Gegen Mittag bekam ich die Info, dass ich noch am selben Tag verlegt werden sollte. Freundliche Pfleger packten meine Siebensachen zusammen und ich wartete auf mein „Taxi“. Das waren dann zwei junge Sanitäter vom DRK, die mich per Liegendtransport zurück zur Nierenklinik fuhren. Sie luden mich aus, fuhren mich die Rampe hoch und waren gerade dabei, im Erdgeschoss in den linken Flur mit der Bezeichnung „Dialysestation“ einzubiegen. Als ich das merkte, rief ich: „Stopp! Das ist die Dialyseabteilung. Da muss ich hoffentlich nie wieder hin!“

Als ob sie mir dieses besondere Erlebnis gönnen wollten!

ICH
BRAUCHE
KEINE
DIALYSE
MEHR!

Ich hatte jetzt eine neue Niere, die mich wieder zu einem fast gesunden Menschen machte. Das wurde mir in diesem Moment ganz neu bewusst – und es machte mich zutiefst dankbar.

Wieder einmal checkte ich in der Nierenklinik ein, diesmal aber als frisch transplantierter Patient.

Ich hatte den Eindruck, dass auch die Pfleger, die mich betreuten, froh waren, dass die Transplantation tatsächlich geklappt hatte. Sie haben sich sehr gefreut, mich zu sehen, und ich bekam auch ein paar Extras, die ich so vorher noch nicht erlebt hatte.

„Herr Loß, wie wäre es mit einem Fußbad?“ Was für eine Frage. Natürlich!

Alles, was mit Körperpflege zu tun hatte, war für mich zu einem besonderen Genuss geworden. Wenn man tagelang im Bett lag, war man schon dankbar, wenn jemand einem die Haare wusch. Jetzt sollte ich sogar ein Fußbad bekommen. Zur Krönung gab es noch jeweils ein paar Becher Kaffeesahne ins warme Wasser. Was für ein Luxus! Ein dreitägiger Wellnessurlaub in einer Therme am Mittelmeer war nichts gegen dieses Fußbad. Das war nicht nur Balsam für die Füße, sondern es war Balsam für die Seele. Da hat mir jemand einfach mal so etwas Gutes getan. Aus Freundlichkeit, aus Mitgefühl. Auf jeden Fall kam es von Herzen und so habe ich es auch genossen.

In den nächsten Tagen wurden meine Medikamente langsam reduziert, und ich musste lernen, mir meine tägliche Dosis der verschiedenen Pillen selbst zu sortieren. Die Nierenwerte wurden von Tag zu Tag besser, nur meine Blutwerte kamen noch nicht wieder in die Gänge. Offensichtlich hatte ich während der OP viel Blut verloren. Deshalb war mein HB-Wert, also die Anzahl der roten Blutkörperchen, die für den Sauerstofftransport zuständig waren, deutlich zu niedrig. Auch meine Leukozyten waren im Keller. Nach und nach wurden die Schläuche aus meinem Körper gezogen. Auch der Zugang in meiner Brust, über den ich acht Monate lang dialysiert worden war, konnte nun raus. Das war ein untrügliches Zeichen dafür, dass die Ärzte der neuen Niere vertrauten.

Die Entfernung des Katheters sollte in einer anderen Klinik stattfinden. Aber zuerst gab es ein Aufklärungsgespräch mit dem zuständigen Chirurgen. Das fiel in meinem Fall äußerst kurz aus und endete mit der Frage des erfahrenen Arztes. „Sagen Sie mal, hätten Sie was dagegen, wenn wir den Katheter jetzt gleich ziehen?"

Überraschung! Natürlich hatte ich nichts dagegen. Nur weg mit dem Teil!

Der Chirurg sammelte kurz seine Instrumente zusammen, verpasste mir eine lokale Betäubung und zog den Schlauch aus meiner Brust. Er zog und zog und zog. Fast fünfzig Zentimeter muss das Teil lang gewesen sein, das er mir präsentierte.

Und wieder war ein Schritt in ein normales Leben geschafft.

Tag 10 nach der Transplantation

„Irgendwas ist immer." Diesmal war es ein Hämatom, das anscheinend größer wurde, ein Blutgerinnsel unter der Operationswunde. Während der Ultraschalluntersuchung war es der Ärztin aufgefallen. Ihr Kommentar: „Das soll sich dann mal der Chirurg anschauen."

Arglos, wie ich war, dachte ich: „Dann soll er sich das mal anschauen."

Was ich nicht bedacht hatte: Chirurgen schauen sich Wunden normalerweise nicht von außen an, sondern von innen. Am Nachmittag kam also ein Chirurg zu mir aufs Zimmer. Ich sollte mich kurz auf die Seite drehen. Dann hörte ich nur ein paar metallische Geräusche und dachte: „Der wird doch jetzt nicht die Klammern wieder aufmachen?!"

Doch genau das tat er. Hinschauen konnte ich nicht, aber zum Beweis habe ich ein Foto gemacht. Das erste Mal in meinem Leben, dass ich selbst in mein Inneres schauen konnte. Er legte das Ganze trocken und versorgte es mit Tamponade, die er laut abzählte, damit ich beim Herausnehmen dann sicherheitshalber selbst mitzählen konnte. So schnell wird man zum Assistenzarzt, dachte ich.

Am nächsten Tag bekam ich an der Stelle eine Vakuumpumpe angesetzt, die die Wunde dann endgültig trockenlegte. Zum Glück verlief das ohne weitere Komplikationen. Aber solange die Pumpe an mir hing, konnte ich natürlich nicht entlassen werden.

Dafür besuchte mich mein Vater jeden Tag nach der Mittagspause. Er brachte mir die aktuelle Tageszeitung mit und erzählte mir Neuigkeiten aus seiner Nachbarschaft. Seine Besuche waren eine willkommene Abwechslung im ansonsten unspektakulären Klinikalltag.

Weil mein HB-Wert nach wie vor schlecht war, entschlossen

sich die Ärzte, mir eine Bluttransfusion zu geben. Ich musste still liegen, bis das Blut in mich reingelaufen war. Währenddessen schaute ich auf Netflix den Film: „Tagebuch eines Vampirs“. Das passte irgendwie.

Langsam besserte sich mein HB-Wert und ich spürte auch, wie ich wieder zu Kräften kam. In den nächsten Tagen waren es vor allem die weißen Blutkörperchen, die mir Sorgen machten, die Leukozyten. Sie waren zu wenige, und das Risiko einer Infektion war deshalb sehr hoch. Das war der Grund, warum sich meine Entlassung noch weiter hinauszögerte.

Tag 15 nach der Transplantation

Langsam und vorsichtig wagte ich es wieder, mich mehr zu bewegen. Der komplette Bereich um die Operationsnarbe herum war noch völlig gefühllos und großflächig dunkelrot verfärbt. Es zwickte an manchen Stellen recht unangenehm, aber ich wollte unbedingt wieder an die frische Luft. Die Vakuumpumpe konnte ich bei meinen Ausflügen mitnehmen. Das sah zwar etwas seltsam aus, wenn da so ein Beutel mit dunkelroter Pampe an der Hüfte hing, aber wen kümmerte das schon auf einem Klinikgelände. Genau 1475 vorsichtige Schritte zählte mein Schrittzähler an diesem Tag. In meinem elektronischen Tagebuch notierte ich:

„So ganz langsam komme ich wieder in die Gänge. Ich versuche mich, so viel es geht, zu bewegen, aber merke schon noch, dass ich ziemlich schlapp bin. HB ist immer noch unter 8 (normal ist 13). Ich glaube, es wird noch eine ganze Weile dauern, bis ich wieder voll im Saft bin. Hätte nicht gedacht, dass das so lange dauert. Die ersten Treppen waren eine echte Herausforderung. Heute habe ich es schon ein bisschen weiter geschafft. Mühsam nährt sich das Eichhörnchen.

Morgen kommt der Chirurg vorbei, um sich die Wunde noch mal anzuschauen. Hoffe sehr, dass sie gut verheilt ist. Eine liebe Frau aus der Gemeinde hat heute bei Sabine angerufen. Von der Wunde wusste sie nichts. Sie hatte den Eindruck, dass Gott ihr gesagt hat: ‚Die Wunde heilt gut, macht euch keine Sorgen!'

Finde ich einfach cool."

Tag 20

Sabine reiste allein zur Reha – genau gesagt zur „Anschluss-Heilbehandlung" in die Klinik nach Durbach bei Offenburg. Bis zur Visite am Vormittag hatte ich noch die vorsichtige Hoffnung, dass ich am nächsten Tag nachkommen könnte. Aber meine Leukozyten waren leider immer noch zu niedrig. Dafür wurden mir jetzt die letzten Schläuche gezogen, und auch die Vakuumpumpe wurde entfernt und meine Wunde wieder neu vernäht. Nach fast drei Wochen konnte ich mich endlich wieder schlauchfrei bewegen. Auch das war ein Grund zum Feiern.

Bei meinen Spaziergängen durfte natürlich der obligatorische Mundschutz nicht fehlen – langsam gewöhnte ich mich auch daran.

Tag 26

Am Klinikeingang traf ich zufällig auf „meinen" Professor. Ich fragte ihn wie an fast jedem Tag nach dem Stand der Dinge in Sachen Leukozyten. „Alles okay, Sie können zur Reha fahren", war seine Antwort.

Mit einem lauten „Halleluja" reagierte ich auf diese gute Nachricht. Nach sechs Wochen durfte ich endlich die Klinik verlassen! Der gemeinsamen Reha – genauer gesagt „Anschluss-Heilbehandlung" mit meiner Frau stand endlich nichts mehr im Wege.

Tag 27

Ich konnte es kaum erwarten, saß schon beim Frühstück auf gepackten Koffern. Visite, Arztbrief und dann ab ins nächste Taxi. Ich war so froh, in einem Auto durch die Gegend kutschiert zu werden. Nach so vielen Wochen in der Klinik war selbst die kurze Taxifahrt ein purer Genuss – jedenfalls für mich. Vor allem, weil ich bald Sabine wiedersehen sollte. Unterwegs hielt ich sie via WhatsApp auf dem Laufenden, und als wir auf den Parkplatz der Klinik einbogen, kam sie mir schon entgegen. Frisch wie das blühende Leben wartete sie vor dem Eingang auf mich. Ich konnte trotz meiner frischen Narbe kaum schnell genug aus dem Auto steigen. Wir fielen uns in die Arme und drückten uns so fest es bei unseren Operationsnarben ging. Erschöpft und froh lagen wir uns in den Armen. Endlich! Wir hatten es geschafft.

Die Zeit der Unsicherheit, des Wartens und Hoffens war vorbei. Jetzt konnte für uns beide ein neues Leben beginnen.

Diese Begegnung auf dem Parkplatz vor der Rehaklinik in Durbach ist einer der glücklichsten Momente meines Lebens. Ich kann kaum ausdrücken, wie froh, dankbar und glücklich ich in diesem Moment war. Wir hatten es endlich überstanden!

Nach drei Wochen Reha, die ich wirklich genossen habe, bin ich dann, eine Woche später als Sabine, nach Hause entlassen worden.

Im Nachhinein wurde mir klar, was für einen besonderen

Zeitpunkt wir für die Transplantation erwischt hatten: Am Aschermittwoch war ich mit einer neuen Niere in der Klinik aufgewacht und am Ostersonntag war ich glücklich wieder zu Hause angekommen.

An diese doppelte Passionszeit werde ich mich mein Leben lang erinnern.

Kapitel 19
Und heute?

„Verlass dich nicht auf deinen eigenen Verstand, sondern vertraue voll und ganz dem HERRN!"

SPRÜCHE 3,5 (HFA)

Während ich dieses Buch schreibe, lebe ich schon seit drei Jahren mit einer Niere meiner Frau. Im Juni 2017, zwölf Wochen nach der Transplantation, habe ich wieder angefangen zu arbeiten. Erst ein paar Stunden die Woche, bald wieder Vollzeit. Sabine war schon direkt nach der Reha wieder im Büro und ist wieder in ihren Job eingestiegen. Wir haben den Sommerurlaub an der belgischen Nordseeküste genossen und ich habe mir ein bequemes E-Bike zugelegt. Schließlich war ich ja jetzt offiziell behindert und alt genug dazu fühlte ich mich auch. Dazu passte es, dass wir zum zweiten Mal Omi und Opi wurden. Paul, unser zweites Enkelkind, brachte neuen Schwung in unsere Familie und Sabine liebt es über alles, als Omi die beiden zu bespaßen.

Gott sei Dank hatte ich nach der Transplantation überhaupt keine Probleme mit der neuen Niere. Ich hatte weder mit Abstoßungsreaktionen noch mit Infektionen zu tun. Ich musste auch nie wieder an die Dialyse – die neue Niere funktionierte vom ersten Moment an perfekt. Sabine hat den Eingriff ebenfalls gut verkraftet. Unsere Nierenfunktion ist heute ungefähr gleich – bei jeweils sechzig Prozent.

Ich bin stolz auf meine „Mädchenniere". Vor Toilettenanlagen, wo es bei der Männerabteilung lange Schlangen gibt, überlege ich manchmal kurz: Dürfte ich eigentlich auch auf die Damentoilette? Das Behinderten-WC wäre auf jeden Fall eine Alternative. Und eins habe ich festgestellt: Seit ich meine „Mädchenniere" habe, liebe ich es, Schuhe kaufen zu gehen. Aber vielleicht ist das ja auch nur Einbildung.

Immer noch muss ich regelmäßig zum Arzt, aber heute macht mich das nicht mehr nervös. Es sind nur noch Routinechecks: Blut und Urin werden kontrolliert und der Medikamentenspiegel gecheckt.

Ein leichtes Zwicken in der Leistengegend erinnert mich immer wieder daran, dass ich mit einer neuen Niere lebe. Der Grund dafür: Bei der Transplantation wurde Sabines Niere nicht dort eingesetzt, wo eine Niere normalerweise hingehört. Transplantierte Nieren werden im Bereich des Beckens eingesetzt, weil sie dort besser angeschlossen werden können. Deshalb das Zwicken in der Leistengegend. Meistens spüre ich das nur beim Fahrradfahren oder wenn ich mich bücken muss. Trotzdem lässt Sabine das nur selten als Ausrede gelten – kein Grund, mich vor unangenehmen Aufgaben in Haus und Garten zu drücken!

Seit der Transplantation muss ich regelmäßig Tabletten gegen eine Abstoßung nehmen, sogenannte Immunsuppressiva. Damit der Medikamentenspiegel möglichst stabil bleibt, nehme ich die Pillen im Abstand von zwölf Stunden. Um neun und um einundzwanzig Uhr erinnert mich deshalb mein Handy daran. Auch meine Essgewohnheiten musste ich nach der Transplantation ändern. Wegen meines schwachen Immunsystems können mir Bakterien, Pilze und Keime gefährlich werden, die für gesunde Menschen völlig unproblematisch sind.

Tabu sind für mich zum Beispiel Softeis, roher oder geräucherter Fisch, Rohmilchkäse, Mettbrötchen oder roher Schinken. Auch bei Salat, frischem Obst und rohem Gemüse muss ich vorsichtig sein. Gegessen wird nur, was gut gewaschen und damit ungefährlich für mich ist. Lebensmittel, die für gesunde Menschen mit einem guten Immunsystem kein Problem sind, können mich meine Niere kosten. Natürlich schränkt das meine Lebensqualität ein. Aber im Ernst: Wenn das die Alternative zur Dialyse ist, habe ich damit wirklich keine Probleme.

Ganz besonders herausfordernd sind zwischenmenschliche Kontakte. Zum Beispiel das Händeschütteln. Die meisten Menschen husten oder niesen in ihre Handflächen. Mit diesen Handflächen schieben sie den Einkaufswagen durch den Supermarkt, halten sich an Treppengeländern und Rolltreppenläufen fest. Und diese Handflächen reichen sie mir dann auch zur Begrüßung. „Nein, danke. Ich habe ein schwaches Immunsystem!“ Ist dann meine Antwort. In der Regel wird das als Argument auch akzeptiert. Das mit dem Händeschütteln hat schon unsere kleine Elise gelernt. Als ihre Mutti in den Ellbogen geniest hat, statt in die Handfläche, hat Elise das mit den Worten kommentiert: „Mutti, ich bin stolz auf dich, du machst das genau richtig.“

Ich fühle mich sehr wohl, genieße mein neues Leben und die wiedergewonnene Unabhängigkeit. Studien haben ergeben, dass eine Spenderniere bei Lebendspenden im Schnitt achtzehn bis zwanzig Jahre hält. Ich hoffe, dass Sabines Niere weit über dem Durchschnitt liegt und dass ich sie bis an mein Lebensende behalten kann.

Vieles hat sich für mich durch die Krankheit verändert. Ich sage bewusst „die Krankheit“, nicht „meine Krankheit“, denn sie gehört zwar zu mir, hat aber nichts damit zu tun, wer ich bin. Mein Leben ist viel reicher geworden. Ich genieße jeden

Tag, den ich ohne Schmerzen leben kann. Ich bin von Herzen dankbar für jeden Spaziergang im Wald, für jeden Abend, an dem ich ohne Schmerzen einschlafen kann, für jede Fahrradtour, für jeden Abend mit Sabine und dafür, dass wir spontan mal übers Wochenende wegfahren können, ohne uns groß Gedanken machen zu müssen.

Ich bin dankbar für viele neue Freunde und Bekannte, die ich getroffen habe. Vor allem im Verein PKD e.V., in dem ich aktiv im Vorstand bin. Hier habe ich ein sehr spannendes Betätigungsfeld gefunden und bin auf Menschen getroffen, mit denen ich auf eine ganz besondere Weise verbunden bin. Hier kann ich über diese Krankheit sprechen und auch über meine Ängste, meine Hoffnung und meinen Glauben.

Das Durchleben der Krankheit und die akute Phase rund um die Transplantation haben mein Leben verändert. Ich gehe heute anders mit meiner Zeit um. Belangloser Small Talk langweilt mich. Ich suche den Kontakt zu Menschen, die mich inspirieren und die ich inspirieren kann. Auch mein Glaube hat sich verändert. Manch eine oberflächliche Predigt macht mich regelrecht aggressiv, ebenso wie ein Glaube, der mit dem realen Leben nichts zu tun hat. Wenn ich Menschen begegne, deren Glaube auf mich oberflächlich und simpel wirkt, dann erwische ich mich manchmal bei dem Gedanken: „Warte ab, bis deine Achterbahn des Lebens beginnt, dann wirst du anders denken und reden."

Ich kenne Menschen, die nach wie vor davon überzeugt sind, dass Gott will, dass jeder Mensch körperlich geheilt wird. Man müsse nur genug beten. Ich habe oft für mich beten lassen, aber meine Krankheit ist nicht verschwunden. – Habe ich etwas falsch gemacht? Ein überzeugtes „Nein" ist heute meine Antwort.

Ich habe heutzutage weniger Antworten als früher. Vielleicht sind meine Fragen dafür mehr geworden. Ich bin Menschen gegenüber offener und neugieriger geworden, die anders glauben als ich. Ich habe eine Ahnung davon bekommen, dass Gott viel größer ist, als mein Verstand es je wird erfassen können. Umso mehr bin ich dankbar, dass ich ihm jeden Tag mein Herz ausschütten kann und dass ich weiß, dass er mich liebt.

Ich habe eine neue Niere und das ist für mich definitiv ein echtes Wunder Gottes. In der Zeit der Krankheit habe ich den Gott, an den ich schon so lange glaube, ganz neu kennengelernt. Er hat mit mir mitgelitten, er war mir nah und hat meine Seele getröstet – zum Beispiel mit dem 121. Psalm kurz vor der Transplantation. In schwierigen Situationen hat er mir den inneren Frieden geschenkt, von dem in der Bibel die Rede ist:

> *„Der Frieden Gottes, der weit über alles Verstehen hinausreicht, (wird) über euren Gedanken wachen und euch in eurem Innersten bewahren – euch, die ihr mit Jesus Christus verbunden seid." Philipper 4,7 (NGÜ)*

Gott ist keine Wunscherfüllungsmaschine. Er ist Gott, Herr, Schöpfer des Universums. Trotzdem hat er ein Interesse daran, dass jeder Mensch den Frieden erlebt, den nur er schenken kann. Einen Frieden, der Halt gibt in der Achterbahn des Lebens. Das ist für mich das allergrößte Wunder.

Ich sehne mich nach tiefen und echten Begegnungen mit anderen Menschen. Dank meiner Krankheit erlebe ich solche Begegnungen heute wesentlich öfter als früher. Und ich sehne mich nach echten und tiefen Begegnungen mit Gott.

So gesehen muss ich sagen: Ja, ich bin Gott dankbar. Vielleicht nicht direkt für die Krankheit. Aber ich bin Gott dankbar für vieles, was ich in der akuten Zeit der Krankheit erleben und erfahren durfte.

In dieser Zeit habe ich vor allem gelernt, dass ICH mehr ist als mein Körper – das Stück Fleisch, an dem Chirurgen herumschneiden, das aufgeschnitten und wieder zugenäht wird. Mein inneres Leben ist mir wichtig geworden – ich nenne das die Seele. Vieles, was mir körperlich wehgetan hat, hat auch meine Seele geschmerzt.

Mein Körper war den Ärzten ausgeliefert. Und sie haben getan, was sie konnten, aber sie sind nicht für meine Seele zuständig. Wenn es um die Sorge für meine Seele geht – die sogenannte „Seel-Sorge", da bin ich schon selbst gefragt.

„Ich und niemand sonst bin verantwortlich für das Wohlergehen meiner Seele."[19]

So schreibt das der amerikanische Psychologe und Pastor John Ortberg in seinem Buch über die Seele – eines der Bücher, die immer dabei waren, wenn ich im Krankenhaus lag. Mein persönliches Fitnessprogramm für die Seele bestand aus ausgedehnten Spaziergängen am Neckarufer, bei denen ich oft genug Gott mein Herz ausgeschüttet habe. Ich habe mir gute Bücher gesucht, die mir Mut gemacht haben, Musik gehört, die mich getröstet hat, und ich habe Freunde gebeten, für mich zu beten – vor allem um den inneren Frieden, der mir zwischendurch immer mal wieder abhandengekommen ist.

Und was ist mit der Frage vom Anfang des Buches: „Was hält, wenn das Leben zur Achterbahn wird?" Was bewahrt mich davor, vor der Dunkelheit zu kapitulieren und in schweren Lebenssituationen die Hoffnung zu verlieren?

Auf meiner Achterbahnfahrt habe ich oft genug Angst gehabt, ich war verzweifelt und am Ende mit meinen Kräften. Oft habe ich Gott nicht gespürt. Weder in der Klinikkapelle mit dem „zerfetzten Jesus" noch auf meinen Spaziergängen, wo ich ihn angefleht habe, mir ein Zeichen zu geben. Ich habe nichts gesehen und nichts gehört, keinen Blitz vom Himmel und keine Stimme aus dem Kleiderschrank.

Aber dann, wenn es drohte, mich aus der Bahn zu werfen,

dann war Gott doch da. Mit einem Vers, mit einem Gedanken, mit einer Begegnung. Im letzten Moment, Minuten bevor ich in den OP geschoben wurde. Das war mein Moment. Der Augenblick, in dem ich gespürt habe: Er ist mit mir unterwegs und er hält mich – egal, was kommt. Ich hätte es mir anders gewünscht, mit weniger Schmerzen, Unsicherheit und Dramatik. Aber ich bin es nicht, der das Drehbuch für mein Leben schreibt. Er ist es. Und er hat ein gutes Gefühl für gute Geschichten, für Dramatik und all die anderen großen Gefühle, die das Leben so lebenswert machen.

Und dann sind es oft auch die kleinen Dinge im Alltag, die zählen: die E-Mail mitten in der Nacht, der aufmunternde Vers, wenn es gerade schwierig war, das Fußbad mit Kondensmilch, die Kopfmassage im Krankenbett, das Gebet im Krankenzimmer, der Kommentar im Blog, der Händedruck, das aufmunternde Lächeln, der Sonnenuntergang auf der Neckarwiese.

Jeder Mensch braucht Antworten auf die großen Fragen des Lebens. Aber jeder Mensch braucht auch die kleinen alltäglichen Dinge, die Liebe, Zuneigung, Fürsorge und Nähe ausdrücken. Das ist es, was das Leben reich macht.

„Ich finde, es sind die kleinen Dinge,
alltägliche Taten von gewöhnlichen Leuten,
die die Dunkelheit auf Abstand halten.
Einfache Taten aus Güte und Liebe."
(Gandalf in dem Film: „Der Hobbit – Eine unerwartete Reise"
nach J.R.R. Tolkien)

Keiner von uns ist zum Helden geboren. Aber jeder ist auf seiner eigenen Reise und wird mit seinen eigenen Herausforderungen und Grenzen konfrontiert. Jede Achterbahn des Lebens ist anders. Aber Gott sei Dank sind wir nicht allein unterwegs.

Dank

Danken möchte ich vor allem meiner Frau Sabine, die mit mir durch diese herausfordernden Zeiten gegangen ist. Danke für deine Liebe und deine Geduld – und danke für deine Niere. Ich werde gut drauf aufpassen.

Ich freue mich auf die gemeinsamen Jahre, die wir hoffentlich noch vor uns haben. Schließlich sind wir ja jetzt auf eine besondere Weise miteinander verbunden.

Danke an unsere drei wunderbaren Kinder: Johanna, die meinen Blog weitergeschrieben hat, als wir beide im OP lagen. Danke an Christian für seine Ehrlichkeit und Liebe und dafür, dass er mich immer wieder herausfordert – nicht nur zu Achterbahnfahrten. Danke an Josefine, die unser Support vor Ort in Heidelberg war und immer da war für uns.

Danke an die Freunde, die uns in dieser Zeit durch ihre Anteilnahme besonders nahgekommen sind: Uwe Schulz, Siggi Schmeichel, Sabine Langenbach, Ramon Iglesias, Michael Diener, Brigitte und Rüdiger Rath, Volker Bednarz, Klaus und Gaby Läufer, Uwe und Gabriele Korst, Martha und Peter Reuter und die vielen anderen. Danke für jedes Gebet, jeden Vers und jeden guten Gedanken, den ihr uns mit auf den Weg gegeben habt. Ihr habt uns gutgetan.

Danke auch den Ärzten, die uns in dieser Zeit betreut haben: allen voran Prof. Dr. Martin Zeier und seinem Team von der Nierenklinik in Heidelberg, dem Pflegeteam um Bettina Klein und Emily Leipold, dem Operationsteam der chirurgischen Uniklinik. Danke allen Krankenpflegerinnen und -pflegern, die nicht nur professionell mit uns als Patienten umgegangen sind, sondern die trotz eines herausfordernden Klinikalltags den Blick dafür nicht verloren haben, dass es immer Menschen sind, mit denen sie zu tun haben.

Anmerkungen

1 „Zystennieren“ – oder auch ADPKD (Autosomal Dominant Polycystic Kidney Disease) – ist eine der häufigsten Erbkrankheiten, an der allein in Deutschland rund 80.000 Menschen leiden. Sie wird mit einer 50%-Wahrscheinlichkeit vererbt. Manchmal gibt es aber auch Spontanmutationen, d.h., die Krankheit tritt auf, obwohl es keine betroffenen Elternteile gibt. Therapien gegen die ADPKD gibt es nicht. Mit bestimmten Medikamenten kann man das Wachstum der Zysten verlangsamen, aber eine echte Heilung ist bisher nicht möglich. Zystennieren können auf eine Größe von bis zu mehreren Kilogramm anwachsen. Damit verbunden sind ein starkes Druckgefühl und meist auch chronische Schmerzen. Der Verlauf der Krankheit ist sehr unterschiedlich. In der Regel tritt ab dem 50. Lebensjahr die Niereninsuffizienz ein. Danach muss dialysiert werden, um einer Vergiftung des Körpers entgegenzuwirken. Die einzige wirksame Therapie für Patienten mit Zystennieren ist eine Transplantation. (Quelle: https://pkdcure.de/)

2 Neue Genfer Übersetzung

3 Nur in der Lutherübersetzung von 2017 ist die Rede von „Seele“. In den meisten anderen Übersetzungen wurde „Seele“ später mit „Ich“ übersetzt.

4 Der archimedische Punkt ist ein theoretischer „absoluter Punkt“ außerhalb eines Versuchsaufbaus: unbeweglich, fest verankert – kann als Angelpunkt dienen. Der archimedische Punkt hat seinen Namen von der Aussage Archimedes’, er könne ganz alleine die Erde anheben, wenn er nur einen festen Punkt und einen ausreichend langen Hebel hätte. Quelle: wikipedia.org/wiki/Archimedischer Punkt

5 Message Bible von Eugene H. Peterson 2002, NavPress, Colorado Springs

6 In diesem Text warnt Jesus vor der Religion, die damals in Israel eine große Rolle gespielt hat. Rabbis hatten einen strengen Moralkodex aufgestellt, nach dem fast der ganze Alltag geregelt war. Sich daran zu halten, war das, was die Menschen zur Zeit Jesu unter „Religion" verstanden. An diesem Vers wird deutlich: Jesus selbst war in diesem Sinn nicht „religiös", er hat seine Nachfolger sogar ausdrücklich vor der Religion gewarnt. Er hat seine Jünger stattdessen eingeladen, mit ihm zusammen durch das Leben zu gehen. Leicht, frei und nicht falsch beschwert von Sorgen, weltlichem Besitz und religiösen Regeln. Im Glauben, wie Jesus ihn vorgelebt hat, geht es nicht darum, sich sklavisch an Regeln und Gesetze zu halten („Gesetzlichkeit"), sondern um Beziehung, um Nähe zu Gott: Wer an Jesus glaubt, ist frei, erlöst und kann sein Leben in Gemeinschaft mit Jesus so leben, wie sich Gott das ursprünglich vorgestellt hat. So wächst eine frohe, dankbare, und aus freien Stücken verantwortliche Lebenshaltung sich selbst, Gott und anderen Menschen gegenüber.

7 Was ist eine Dialyse?
Die Dialyse ist eine künstliche Blutwäsche, die das Blut von giftigen Stoffen reinigt.
Der Körper produziert täglich viele giftige Stoffwechselprodukte, die normalerweise über die Nieren mit dem Harn ausgeschieden werden. Zu diesen sogenannten „harnpflichtigen Substanzen" zählen beispielsweise der Harnstoff, die Harnsäure, das Kreatinin und viele mehr. Sind die Nieren aufgrund eines akuten oder chronischen Schadens (akute oder chronische Niereninsuffizienz) nicht in der Lage, diese Stoffe ausreichend auszuscheiden, sammeln sie sich im Körper an, was innerhalb weniger Tage lebensbedrohlich werden kann.
Die erste Dialyse am Menschen wurde 1924 in Gießen durchgeführt – seither hat sie Millionen von Menschen das Leben gerettet. Derzeit werden in Deutschland ungefähr 70.000 Personen dauerhaft dialysiert.

Die Dialyse kann auch bei bestimmten Vergiftungen eingesetzt werden, um das Gift aus dem Körper zu entfernen. Man unterscheidet grundsätzlich drei Dialyseverfahren: Hämodialyse, Peritonealdialyse, Hämofiltration. Das Prinzip aller drei Verfahren ist ähnlich: Dem Körper wird kontinuierlich Blut entnommen und über eine Membran (Dialysator) gefiltert. Zum Teil wird eine Spülflüssigkeit (Dialysat) genutzt, um die im Blut befindlichen Stoffe herauszuwaschen. Das gereinigte Blut wird dem Körper anschließend wieder zugeführt. Aus: www.netdoktor.de/therapien/dialyse/

8 Was ist eine Bauchfelldialyse (Peritonealdialyse)?
Das Bauchfell kleidet die gesamte Bauchhöhle aus und überzieht viele Organe. Bei der Bauchfelldialyse lässt man mehrmals am Tag eine sterile Dialyselösung (Spüllösung, Dialysat) über einen Katheter in die Bauchhöhle fließen, welche die giftigen Stoffwechselprodukte aufnimmt. Die Bauchhöhle weist eine andere Konzentration an Substanzen auf als das Blut: Nach dem Prinzip der Osmose wandern giftige Stoffwechselprodukte aus dem Blut über das Bauchfell in die Dialyselösung. Nach einigen Stunden ist die Dialyselösung mit Giftstoffen gesättigt und wird ausgetauscht. Eine weitere Aufgabe der Dialyse besteht darin, dem Körper überschüssiges Wasser zu entziehen – der Fachmann spricht von Ultrafiltration. Deshalb enthalten die meisten Dialyselösungen Glukose (Zucker). Durch einen einfachen osmotischen Vorgang wandert bei der Bauchfelldialyse auch Wasser in die Dialyselösung und lässt sich so aus dem Körper entfernen. www.netdoktor.de/therapien/dialyse/peritonealdialyse/

9 Für Nierenpatienten gibt es grundsätzlich die Möglichkeit einer Lebendspende, da das Organ als einziges im Körper doppelt vorhanden ist. Aus rechtlichen Gründen sind Lebendspenden allerdings nur möglich zwischen Menschen, die eine enge emotionale Bindung haben. Entweder durch Verwandtschaft, Heirat oder freundschaftliche Beziehung. Medizinisch gesehen muss eine Gewebeverträglichkeit gegeben sein, damit eine Lebendspende erfolgen kann. Seit etwa 2010 werden auch sogenannte ABO-in-

kompatible Lebendspenden durchgeführt. Das heißt, auch eine Blutgruppenunverträglichkeit ist kein Ausschlusskriterium für eine Lebendspende. In Deutschland warten aufgrund des hohen Organmangels zurzeit etwa 8.000 Menschen auf eine Nierentransplantation. Jährlich werden um die 2.000 Nieren transplantiert. Fast 600 dieser Spendernieren stammen aus einer Lebendorganspende. Die transplantierten Nieren von Lebendspendern haben eine längere Lebensdauer und können über zwanzig Jahre lang halten. Weitere Infos: www.organspende-info.de/lebendorganspende.html

10 Chapter XII 'The Propriety of Miracles' from C. S. Lewis' Miracles, 1947; deutsch: C. S. Lewis, Wunder, Brunnen Verlag Gießen 1999

11 Als Nierenwerte bezeichnet man Laborwerte, die zeigen, wie gut die Nieren funktionieren. Sie werden im Blut oder im Urin bestimmt. Wichtige Nierenwerte sind zum Beispiel Kreatinin, Harnstoff und Harnsäure. Weichen sie vom Normalwert ab, kann das auf eine Nierenerkrankung hinweisen. Bei Kreatinin handelt es sich um ein Stoffwechselprodukt des Kreatins aus den Muskeln. Kreatin wiederum ist wichtig für Muskelkontraktionen. In der Medizin dient das Kreatinin vor allem als Laborparameter für die Nierenfunktion. Weitere Infos: www.netdoktor.de/laborwerte/nierenwerte/

12 John Ortberg, Hüter meiner Seele, Gerth Medien, Aßlar 2015

13 Im Internet unter: „Menlo.Church – Sermon Audio“ zu finden; nur englisch

14 Der Alpha-Kurs ist ein Kurs über die Grundlagen des christlichen Glaubens. Ursprünglich wurde er in den 1970ern in der Holy Trinity Brompton Church, einer anglikanischen Gemeinde in London, entwickelt. Der Alpha-Kurs besteht aus einer Reihe von zehn Abenden sowie häufig einem gemeinsamen Wochenende. Die Abende beginnen mit einem gemeinsamen Abendessen, gefolgt von einem Vortrag. Nach dem Vortrag bieten Kleingruppen die Möglichkeit, über das Thema des Vortrages zu diskutieren. Die

Vortragsthemen decken grundlegende Themen des christlichen Glaubens ab. Quelle: wikipedia.org/wiki/Alpha-Kurs; Kontakt: www.alphakurs.de

15 Friedrich Christoph Oetinger (1702–1782), schwäbischer Theologe

16 Etwa 9.500 Menschen stehen in Deutschland auf der Warteliste für ein Spenderorgan. Die meisten von ihnen warten auf eine Spenderniere. 2018 gab es bundesweit 955 Organspenderinnen und Organspender.
Das entspricht 11,5 Organspenden je eine Million Einwohner.
Im Vergleich zum Vorjahr mit 797 Organspenderinnen und Organspendern ist das ein Anstieg um 20 Prozent. In Europa führt Spanien regelmäßig die Statistiken zur Organspende an. 2017 kamen dort auf eine Million Einwohner 46,9 Organspenderinnen und Organspender. Quelle: www.Organspende-Info.de

17 Adel Tawil, Ist da jemand?, Universal Music, München 2017

18 Herausforderung Lebendspende:
Eine Lebendspende ist für jeden Arzt eine große Herausforderung, nicht nur medizinisch, sondern auch ethisch: Der Spender ist ein Mensch, der kerngesund ist und bereit, einem anderen Menschen eines seiner Organe zu spenden. Diesen gesunden Menschen soll der Arzt operieren und ihm damit Schaden zufügen. Denn jede Operation birgt Risiken, über die die Spender ausführlich informiert werden. Kein Arzt, der seine ethische Verpflichtung ernst nimmt, operiert gerne einen gesunden Menschen, denn es macht ihn zu einem Menschen mit einem Handicap. Mit nur einer Niere lässt es sich zwar in der Regel gut leben. Aber es gibt keine Garantie dafür, dass die Niere auch gesund bleibt. Es kann sein, dass beim Spender eine Krankheit auftritt, und er selbst in Not gerät, weil er nur noch eine Niere hat. Das ist ein Restrisiko, das bleibt und auf das sich der Spender bewusst einlassen muss.
Bei einer Lebendspende muss vorab auch abgeklärt werden, dass mit der Organspende keine finanziellen oder sonstigen Verpflichtungen verbunden sind.

Das wird in einem Gespräch vor der Ethikkommission des jeweiligen Bundeslandes geklärt. Erst, wenn medizinisch und rechtlich alle Fragen geklärt sind und Spender und Empfänger ausführlich über die Risiken aufgeklärt worden sind, dürfen die Ärzte eine Lebendspende durchführen. Weitere Infos: www.organspende-info.de/lebendorganspende.html

19 John Ortberg, Hüter meiner Seele, Gerth Medien, Aßlar 2015

Nick Vujicic

Mein Leben ohne Limits

„Wenn kein Wunder passiert, sei selbst eins!"

280 Seiten, gebunden

ISBN 978-3-7655-1119-6

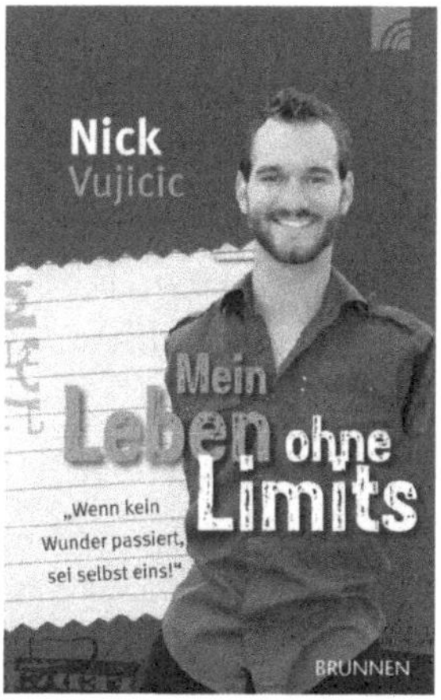

Nick, 32: „Ohne Arme und Beine ist nicht halb so schlimm wie ohne Hoffnung!" Als Junge will er sich das Leben nehmen – heute reist er um die Welt, versprüht Lebensmut und liefert neue Perspektiven für Probleme des Alltags. Sein Lachen erobert Herzen, seine Geschichte bewegt Jung und Alt. Mit der Kraft der Hoffnung und einer extra Portion Humor erzählt er aus seinem Leben ohne Grenzen.

Ich bewundere Nick Vujicic, weil er erkannt hat und praktiziert, worum es letztlich geht im Leben: sich selbst und seine Mitmenschen lieben. Diese Botschaft gibt er auf beeindruckende Weise weiter. Timo Hildebrand, ehem. Fußball-Nationalspieler

In meinem Beruf habe ich viele sogenannte Stars kennengelernt. Nicht viele haben mich wirklich überzeugt. Der Sportfreak Nick Vujicic dagegen ist für mich ein echter Star – eine beeindruckende Persönlichkeit, die anderen Mut macht und Herzen anrührt.
Johannes Seemüller, SWR-Sportmoderator

Berthil Åkerlund / Denis Mukwege

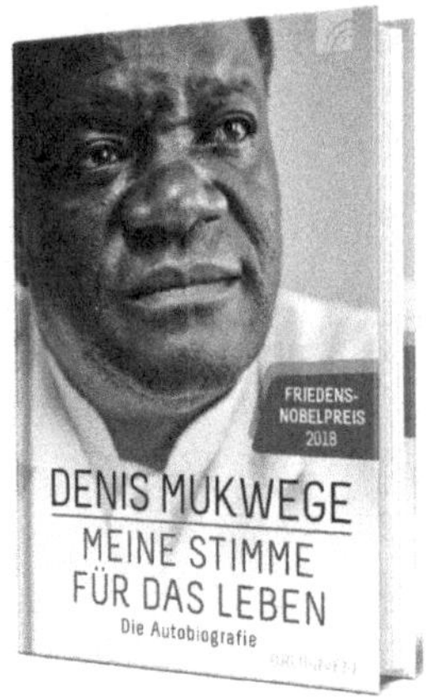

Meine Stimme für das Leben

Friedensnobelpreis 2018.
Die Autobiografie

272 Seiten, gebunden

ISBN 978-3-7655-0704-5

In einer Zeit, in der Menschenrechte weltweit mit Füßen getreten werden, setzt sich Mukwege mit seinem ganzen Leben für sie ein. In seiner Heimatstadt Bukavu hat der Gynäkologe mit Spendengeldern eine Klinik errichtet. Dort vollbringt er wahre Wunder: Er operiert Frauen, die Opfer sexueller Gewalt geworden sind, und rettet ihnen damit nicht selten das Leben. Doch Mukwege hilft nicht nur als Arzt, er engagiert sich auch politisch und appelliert an die Weltgemeinschaft, gegen die Kriegsverbrechen an Frauen aufzustehen.

Eine atemberaubende Lebensgeschichte. Unfassbar mutig und inspirierend, weil der Held ein Mensch ist, der nach dem Motto lebt: „Das Einzige, was die Gewalt besiegen kann, ist die Liebe. Und noch mehr Liebe."

Daniel Böcking, Bestsellerautor und Journalist